はじめて学ぶ

やさしい疫学

改訂第4版

日本疫学会標準テキスト

監修
日本疫学会

AN INTRODUCTORY TEXTBOOK OF
EPIDEMIOLOGY

南江堂

【監　修】
一般社団法人　日本疫学会

【編　集】
福島　若葉　　大阪公立大学大学院医学研究科公衆衛生学 教授
関根　道和　　富山大学学術研究部医学系疫学・健康政策学講座 教授
尾島　俊之　　浜松医科大学健康社会医学講座 教授

【執筆者】(執筆順)
関根　道和　　富山大学学術研究部医学系疫学・健康政策学講座 教授
本庄かおり　　大阪医科薬科大学医学部社会・行動科学教室 教授
鈴木　貞夫　　名古屋市立大学大学院医学研究科公衆衛生学分野 教授
樫野いく子　　国立研究開発法人医薬基盤・健康・栄養研究所国立健康・栄養研究所
　　　　　　　研究連携推進室 室長
鈴木　知子　　国際医療福祉大学医学部公衆衛生学 講師
尾島　俊之　　浜松医科大学健康社会医学講座 教授
中川　弘子　　名古屋市立大学大学院医学研究科公衆衛生学分野 講師
福島　若葉　　大阪公立大学大学院医学研究科公衆衛生学 教授
髙橋美保子　　埼玉医科大学医学部社会医学 講師
大藤さとこ　　大阪公立大学大学院医学研究科公衆衛生学 准教授
村上　慶子　　東北大学東北メディカル・メガバンク機構 非常勤講師
木村　　朗　　群馬パース大学大学院保健科学研究科 教授
井上　　茂　　東京医科大学公衆衛生学分野 主任教授
小島原典子　　静岡社会健康医学大学院大学疫学領域 教授
藤吉　　朗　　和歌山県立医科大学医学部衛生学講座 教授
森田　明美　　鳥取大学医学部社会医学講座健康政策医学分野 教授
横山　美江　　大阪公立大学大学院看護学研究科 教授
中野　裕紀　　福島県立医科大学ふくしま国際医療科学センター放射線医学県民健康管理センター 准教授
後藤　　温　　横浜市立大学医学部公衆衛生学教室 主任教授
池田　奈由　　国立研究開発法人医薬基盤・健康・栄養研究所国立健康・栄養研究所国際栄養情報センター
　　　　　　　国際保健統計研究室 室長
藤野　善久　　産業医科大学産業生態科学研究所環境疫学研究室 教授
西條　泰明　　旭川医科大学医学部医学科社会医学講座 教授
平田　　匠　　奈良県立医科大学附属病院臨床研究センター 特任准教授
中田　由夫　　筑波大学体育系 准教授
田中　純子　　広島大学 理事・副学長／大学院医系科学研究科疫学・疾病制御学 教授
内田　満夫　　群馬大学大学院医学系研究科公衆衛生学分野 准教授
道川　武紘　　東邦大学医学部社会医学講座衛生学分野 准教授
山田　正明　　富山大学学術研究部医学系疫学・健康政策学講座 准教授
岡本　　希　　兵庫教育大学大学院学校教育研究科人間発達教育専攻 教授
坂本なほ子　　東邦大学看護学部社会疫学研究室 教授
金城　　文　　鳥取大学医学部社会医学講座環境予防医学分野 准教授
白井こころ　　大阪大学大学院医学系研究科社会医学講座公衆衛生学 特任准教授

改訂第4版の序

　疫学とは「明確に規定された人間集団の中で出現する健康関連のいろいろな事象の頻度と分布およびそれらに影響を与える要因を明らかにして，健康関連の諸問題に対する有効な対策樹立に役立てるための科学」と定義されています．歴史的には，19世紀半ばのロンドンで，ジョン・スノウが，コレラの流行状況を時間的・地理的に注意深く観察した結果，ある特定の地域の給水ポンプで汲み上げた井戸水が原因と推察し，給水ポンプの取っ手を外すことで流行をくい止めたことが，疫学の始まりとして語られます．日本では，高木兼寛の海軍における脚気予防の活動が有名です．いずれも当時置かれていた衛生環境や信じられていた学説，また，コレラの原因であるコレラ菌，脚気の原因であるビタミンB_1（不足）の発見がどちらも30年後だったことを考えると，両者の注意深い観察とそれに基づいた実践活動の素晴らしさがわかります．近年では，新型コロナウイルス感染症の流行に伴い，どのような人に，どのような時に，どのような場所で，感染が広がるのかを観察することで，予防行動につなげる知見が得られたことは記憶に新しく，疫学研究に対する社会の理解も広まり，さまざまな場でその重要性を増しています．

　本書は，2002年初版，2010年第2版，2018年第3版を経て，今回第4版の刊行となりました．当初より，疫学を「はじめて学ぶ」大学生・専門学校生等に対し，疫学の理論，手法また展開をわかりやすく簡潔に解説した書として，多くの医療従事者の養成課程で採用されてきました．第3版からは日本疫学会認定疫学専門家試験に向けた標準テキストとしても活用されています．さらに，今版は，学会監修として多くの疫学者が賛同できる内容とすることを主眼として，学会内で公募したパブリックコメントの反映，構成・項目内容の精査を行い，同じく公募にお応えいただいた上級疫学専門家を主とした著者による執筆と，これまで以上に広く読者のニーズに応える大幅改訂となっています．医学，歯学，薬学，看護学，保健学，その他の医療の各領域の国家試験出題基準・モデルコアカリキュラムと照合し，記述内容，用語の定義などを精査して汎用性を高めたのみならず，実社会で役立っている疫学事例の提示などの記述・項を新設し，学生の興味，発展的な学習意欲を喚起するものといたしました．学習効果向上のために，図表を多用し，各章の冒頭には「学修のポイント」を示すこと，アクティブ・ラーニング，セルフ・ラーニングの観点から，章末掲載の「レポート課題」を継続・拡充すること，各項に関連する良問を各領域の国家試験から抜粋し練習問題として盛り込むこと，実際的な教材とすることなどを心がけて作成し，紙面の工夫，教材の充実を図りました．

　医療の各領域を学ぶ学生，大学院生や，公衆衛生活動の従事者等の学びにつながるよう編集しております本書が，多くの方の知識の習得と知識に裏打ちされた実践活動につながることを期待しております．

2024年2月吉日

第12・13代　日本疫学会理事長

玉腰　暁子

初版の序

　EBM，根拠に基づく保健・医療活動が常識の時代となり，疫学は，医師のみならず，保健師，看護師，薬剤師，管理栄養士，歯科医師等，多くの保健・医療の専門職業人（Professionals）にとって，必須の基礎科学となってきた．これらの職種の養成大学（学部）のコアカリキュラムに入れられているし，国家試験出題基準（ガイドライン）にも含まれている．新聞，雑誌，テレビでも，「疫学調査」「疫学的因果関係」といった言葉が頻繁に出てくるようになってきた．このように，科学の世界だけでなく，保健・医療の現場においても，そして，一般社会においても，疫学は，非常に重要な役割を担っている．

　しかし，「疫学は難しい」という声が聞かれる．本書は，図や表をできるだけ多く使い，具体的な事例を示し，やさしい表現を用い，「誰にでもわかる疫学」を志向した．しかも，疫学の研究者でない限り，保健・医療従事者にとって必要にして十分な知識と技能を学べるようにした．教科書としても非常に有用であると考える．

　人の生命現象は，生態系（地球）レベル，集団レベル，個体レベル，臓器・組織レベル，細胞レベル，細胞内構造レベル，分子・遺伝子レベルというように，マクロのレベルからミクロのレベルにわたって観察されている．遺伝子レベルの研究が，現代における生命科学の花形である．この10年間に投じられた研究費も膨大で，疫学研究費の100倍，ひょっとすると1,000倍以上にも達する．わが国の平均寿命は，男性も女性も世界一の座を占めている．乳児死亡，青年期結核死亡の減少と脳卒中死亡の減少が，このことに大きく寄与した．この脳卒中の減少に遺伝子レベルの研究が寄与したというエビデンスは，皆無である．一方，疫学が日本人に特異的な脳卒中の姿を明らかにし，それに基づいて脳卒中対策を展開したことが，脳卒中の減少に貢献したとするエビデンスは枚挙にいとまがない．疫学は，集団レベル，個体レベルの研究，すなわち，生身の人間を対象とする研究であるからである．保健・医療専門職業人は，人間の全体像をみつめるべきである．

　C型肝炎のウィルスの存在が知られていない時代に，病院で黄疸の多発が認められた．疫学は注射器（当時の注射器はガラス製で，煮沸消毒し，何回も使用していた）の消毒不足のため，注射器に微量に残っていた血液が，患者から患者へと伝播されたためであるとした．ミクロレベルの研究者は，「不潔注射器が原因である」とは非科学的であるとした．しかし，C型肝炎ウィルスが同定された現在においても，プラスチック製の使い捨て注射器の使用により肝炎の予防を図っている．疫学のいう“原因”は，予防対策に直結し，実用性に富むものともいえよう．

　本書により，疫学の原理と方法を習得し，保健・医療の実践活動の場で応用されんことを期待する．

　平成14年8月

独立行政法人 国立健康・栄養研究所理事長

田中平三

目　次

1章　疫学とはなにか　　　　　　　　　　　　　　　　　　関根　道和　**1**

A　疫学の定義 ⋯⋯⋯⋯⋯⋯⋯⋯⋯⋯⋯⋯⋯⋯⋯⋯⋯⋯⋯⋯ **1**

B　歴史的な疫学事例 ⋯⋯⋯⋯⋯⋯⋯⋯⋯⋯⋯⋯⋯⋯⋯⋯⋯ **1**

　1　ジョン・スノウによる"コレラ"の疫学 ⋯⋯⋯⋯⋯⋯⋯⋯ **1**

　2　フローレンス・ナイチンゲールによる"戦死"の疫学 ⋯⋯⋯ **3**

　3　高木兼寛による"脚気"の疫学 ⋯⋯⋯⋯⋯⋯⋯⋯⋯⋯⋯ **4**

C　健康の決定要因と「社会の健康」 ⋯⋯⋯⋯⋯⋯⋯⋯⋯⋯⋯ **6**

2章　疫学を理解するための基本　　　　　　　本庄かおり，鈴木　貞夫　**9**

A　疫学研究の手順 ⋯⋯⋯⋯⋯⋯⋯⋯⋯⋯⋯⋯⋯⋯⋯⋯⋯ **9**

B　研究課題と仮説の設定 ⋯⋯⋯⋯⋯⋯⋯⋯⋯⋯⋯⋯⋯⋯⋯ **9**

C　研究対象者の選定 ⋯⋯⋯⋯⋯⋯⋯⋯⋯⋯⋯⋯⋯⋯⋯⋯ **10**

　1　母集団と標本（観察対象集団） ⋯⋯⋯⋯⋯⋯⋯⋯⋯⋯⋯ **10**

　2　標本の選定方法 ⋯⋯⋯⋯⋯⋯⋯⋯⋯⋯⋯⋯⋯⋯⋯⋯⋯ **10**

　3　観察集団 ⋯⋯⋯⋯⋯⋯⋯⋯⋯⋯⋯⋯⋯⋯⋯⋯⋯⋯⋯ **12**

D　情報収集方法の検討 ⋯⋯⋯⋯⋯⋯⋯⋯⋯⋯⋯⋯⋯⋯⋯ **12**

E　疫学研究デザイン ⋯⋯⋯⋯⋯⋯⋯⋯⋯⋯⋯⋯⋯⋯⋯⋯ **13**

　1　疫学のアプローチと研究デザイン ⋯⋯⋯⋯⋯⋯⋯⋯⋯⋯ **13**

F　信頼性・妥当性・誤差 ⋯⋯⋯⋯⋯⋯⋯⋯⋯⋯⋯⋯⋯⋯⋯ **14**

　1　信頼性 ⋯⋯⋯⋯⋯⋯⋯⋯⋯⋯⋯⋯⋯⋯⋯⋯⋯⋯⋯⋯ **14**

　2　妥当性 ⋯⋯⋯⋯⋯⋯⋯⋯⋯⋯⋯⋯⋯⋯⋯⋯⋯⋯⋯⋯ **14**

　3　誤差（偶然誤差と系統誤差） ⋯⋯⋯⋯⋯⋯⋯⋯⋯⋯⋯⋯ **15**

G　因果関係 ⋯⋯⋯⋯⋯⋯⋯⋯⋯⋯⋯⋯⋯⋯⋯⋯⋯⋯⋯⋯ **15**

　1　因果関係の判定：因果の逆転と共通原因 ⋯⋯⋯⋯⋯⋯⋯ **15**

　2　ヒルの因果性判定基準 ⋯⋯⋯⋯⋯⋯⋯⋯⋯⋯⋯⋯⋯⋯ **16**

H　結果の社会還元 ⋯⋯⋯⋯⋯⋯⋯⋯⋯⋯⋯⋯⋯⋯⋯⋯⋯ **17**

3章　疫学で用いられる指標　　　　　　　　　　　　　　　　　　　**19**

A　頻度を表す指標 ⋯⋯⋯⋯⋯⋯⋯⋯⋯⋯⋯⋯⋯⋯⋯⋯⋯ **19**

　1　比・割合・率 ⋯⋯⋯⋯⋯⋯⋯⋯⋯⋯⋯⋯⋯⋯樫野いく子 **19**

　2　有病率，罹患率，累積罹患率 ⋯⋯⋯⋯⋯⋯⋯⋯⋯⋯⋯⋯ **20**

　3　死亡率，致命率，生存率 ⋯⋯⋯⋯⋯⋯⋯⋯⋯⋯⋯⋯⋯ **22**

　4　相対頻度 ⋯⋯⋯⋯⋯⋯⋯⋯⋯⋯⋯⋯⋯⋯⋯⋯鈴木　知子 **23**

B　関連を表す指標 ⋯⋯⋯⋯⋯⋯⋯⋯⋯⋯⋯⋯⋯⋯鈴木　知子 **24**

　1　相対危険 ⋯⋯⋯⋯⋯⋯⋯⋯⋯⋯⋯⋯⋯⋯⋯⋯⋯⋯⋯ **24**

　　　2 寄与危険 ··· 24
　　　3 オッズ比 ··· 27
　　C 指標の比較 ··· 29
　　　1 年齢調整死亡率（直接法） ·· 30
　　　2 標準化死亡比（間接法による年齢調整） ·· 30
　　　3 年齢調整死亡率の計算例 ··· 31
　　　4 疫学研究事例 ··· 31

4章　疫学研究デザイン　　35

イントロダクション ―――――――――――――――――――――――――― 尾島　俊之　35

4章-1 記述疫学 ―――――――――――――――――――――――――― 中川　弘子　36
　　A 概要・方法 ··· 36
　　B 長　所 ··· 37
　　C 短　所 ··· 37
　　D 疫学研究事例 ··· 37
　　　1 「人（だれ）」に関する要因 ·· 37
　　　2 「場所（どこで）」に関する要因 ·· 37
　　　3 「時（いつ）」に関する要因 ·· 38

4章-2 生態学的研究 ―――――――――――――――――――――――― 福島　若葉　40
　　A 概要・方法 ··· 40
　　B 長　所 ··· 40
　　C 短　所 ··· 40
　　D 疫学研究事例 ··· 41

4章-3 横断研究 ―――――――――――――――――――――――――― 髙橋美保子　43
　　A 概要・方法 ··· 43
　　B 長　所 ··· 44
　　C 短　所 ··· 44
　　D 疫学研究事例 ··· 44

4章-4 症例対照研究 ―――――――――――――――――――――――― 大藤さとこ　46
　　A 概要・方法 ··· 46
　　　1 症例の選定 ··· 47
　　　2 対照の選定 ··· 47
　　　3 情報収集 ··· 49
　　　4 分析の方法 ··· 49
　　B 長　所 ··· 50
　　C 短　所 ··· 50
　　D 疫学研究事例 ··· 50

4章-5 コホート研究 ―――――――――――――――――――――――― 村上　慶子　52
　　A 概要・方法 ··· 52

　　　1 コホート研究とは ……………………………………………………………………… 52
　　　2 対象集団の選定 …………………………………………………………………………… 53
　　　3 ベースライン調査 ………………………………………………………………………… 53
　　　4 追跡調査 …………………………………………………………………………………… 53
　　　5 分析調査 …………………………………………………………………………………… 54
　　B 長　所 ………………………………………………………………………………………… 54
　　C 短　所 ………………………………………………………………………………………… 54
　　D 疫学研究事例 …………………………………………………………………………………… 55

4章-6 介入研究：ランダム化比較試験 ―――――――――― 木村　朗, 尾島　俊之　57
　　A 概要・方法 ……………………………………………………………………………………… 57
　　　1 参加者の設定 ……………………………………………………………………………… 57
　　　2 無作為割り付け …………………………………………………………………………… 57
　　　3 ブラインド法（盲検法, マスキング法） ……………………………………………… 58
　　　4 アウトカム（効果）などの評価 ……………………………………………………… 58
　　　5 クラスターランダム化比較試験 ………………………………………………………… 60
　　B 長　所 ………………………………………………………………………………………… 61
　　C 短　所 ………………………………………………………………………………………… 62
　　D 疫学研究事例 …………………………………………………………………………………… 63
　　　1 臨床試験 …………………………………………………………………………………… 63
　　　2 地域のクラスターランダム化比較試験 ………………………………………………… 64

4章-7 介入研究：非ランダム化比較試験 ――――――――――― 井上　茂　66
　　A 概要・方法 ……………………………………………………………………………………… 66
　　　1 前後比較デザイン ………………………………………………………………………… 66
　　　2 準実験デザイン …………………………………………………………………………… 67
　　　3 自然実験 …………………………………………………………………………………… 67
　　B 長　所 ………………………………………………………………………………………… 67
　　C 短　所 ………………………………………………………………………………………… 67
　　D 疫学研究事例 …………………………………………………………………………………… 69

5章　システマティックレビュー
小島原典子　71

　　A 定　義 ………………………………………………………………………………………… 71
　　B 方　法 ………………………………………………………………………………………… 71
　　　1 システマティックレビューの計画書を作成する ……………………………………… 71
　　　2 レビュークエスチョンを明確にする …………………………………………………… 72
　　　3 網羅的文献検索を行う …………………………………………………………………… 72
　　　4 文献スクリーニング ……………………………………………………………………… 72
　　　5 定性的システマティックレビュー ……………………………………………………… 72
　　　6 定量的システマティックレビュー（メタアナリシス） ……………………………… 72
　　　7 プール解析 ………………………………………………………………………………… 73

6章　バイアスと交絡

藤吉　朗　75

A　はじめに ―――――――――――――――――――――――― 75
B　選択バイアスと情報バイアス ――――――――――――――― 75
　1　選択バイアス ――――――――――――――――――――― 75
　2　情報バイアス ――――――――――――――――――――― 76
　3　疾病調査やスクリーニングに関連したバイアス ――――――― 77
　4　差異誤分類と非差異誤分類 ――――――――――――――― 77
C　交絡因子 ―――――――――――――――――――――――― 79

7章　スクリーニング

森田　明美　85

A　定義・目的 ――――――――――――――――――――――― 85
　1　定　義 ――――――――――――――――――――――――― 85
　2　目　的 ――――――――――――――――――――――――― 85
　3　対象疾病 ――――――――――――――――――――――― 85
B　スクリーニング実施上の原則 ――――――――――――――― 85
　1　臨床検査の条件 ―――――――――――――――――――― 85
C　スクリーニングの有効性の検討 ―――――――――――――― 87
　1　カットオフ値と陽性・陰性 ――――――――――――――― 87
　2　感度，特異度 ――――――――――――――――――――― 88
　3　検査の評価 ―――――――――――――――――――――― 88
　4　検査の適用 ―――――――――――――――――――――― 89
　5　事前確率・事後確率 ―――――――――――――――――― 90

8章　情報収集方法

横山　美江　93

A　情報の種類 ――――――――――――――――――――――― 93
　1　一次情報 ――――――――――――――――――――――― 93
　2　二次情報 ――――――――――――――――――――――― 93
B　調査票などによる調査方法 ―――――――――――――――― 94
　1　自記式調査 ―――――――――――――――――――――― 94
　2　他記式調査 ―――――――――――――――――――――― 96
C　調査票と依頼文 ――――――――――――――――――――― 96
　1　調査票の作成 ――――――――――――――――――――― 96
　2　設問形式 ――――――――――――――――――――――― 97

9章　情報処理

中野　裕紀　99

A　情報処理の基礎 ――――――――――――――――――――― 99
　1　保健医療情報 ――――――――――――――――――――― 99
　2　データの電子化 ―――――――――――――――――――― 99

3 データベース ··· **100**

4 レコードリンケージ ··· **100**

B 情報セキュリティ ··· **100**

C 文献検索 ··· **101**

1 一次情報と二次情報 ··· **101**

2 文献検索の方法 ··· **102**

10章　疫学で用いられる統計学的方法とその解釈
後藤　温　**105**

A 疫学データの整理 ··· **105**

1 母集団と標本 ··· **105**

2 疫学データの性質 ··· **105**

3 データの分布 ··· **105**

4 データの要約 ··· **106**

5 割合と率 ··· **108**

B 推定と検定 ··· **109**

1 点推定と区間推定 ··· **109**

2 検　定 ··· **111**

C 2種類のデータの関連 ·· **114**

1 相関係数 ··· **114**

2 回帰分析 ··· **115**

3 分散分析（一元配置分散分析） ·· **115**

4 2×3分割表以上の χ^2 検定 ·· **115**

5 サンプルサイズ計算 ··· **116**

D 欠損値の処理方法 ··· **116**

1 指標変数法 ·· **116**

2 削除法 ··· **116**

3 補完法 ··· **116**

E 図の種類と使い分け ·· **117**

1 棒グラフ ··· **117**

2 ヒストグラム ··· **117**

3 散布図 ··· **118**

4 折れ線グラフ ··· **119**

5 円グラフ・帯グラフ ·· **119**

6 箱ひげ図 ··· **119**

F 高度な分析方法 ··· **120**

1 重回帰分析 ·· **120**

2 多重ロジスティック回帰分析 ··· **121**

3 生存分析 ··· **122**

4 ポアソン回帰 ··· **122**

5 傾向スコア法 ··· **123**

6 操作変数法 ·· **123**

7 地理情報システム ··· **123**

8 統計ソフトの利用 ··· **124**

11章 生命表・平均寿命
尾島 俊之 125

A 平均寿命の計算の考え方 ——————————————————————— 125
B 生命表関数 ————————————————————————————— 125
C 健康寿命 ——————————————————————————————— 126

12章 保健統計調査
池田 奈由 129

A 公的統計と統計法 ——————————————————————————— 129
B 主な人口・保健統計調査 ———————————————————————— 129
  1 国勢調査 ———————————————————————————————— 130
  2 人口動態調査 ————————————————————————————— 131
  3 国民生活基礎調査 ———————————————————————————— 132
  4 学校保健統計調査 ———————————————————————————— 132
  5 医療施設調査 ————————————————————————————— 132
  6 患者調査 ———————————————————————————————— 132
  7 社会生活基本調査 ———————————————————————————— 132
  8 国民健康・栄養調査 —————————————————————————— 133
  9 歯科疾患実態調査 ———————————————————————————— 133
  10 医師・歯科医師・薬剤師統計 ————————————————————— 133

13章 診療関連データベース
藤野 善久 135

A 二次利用可能な診療関連データベース ———————————————— 135
  1 レセプト ——————————————————————————————— 135
  2 がん登録 ———————————————————————————————— 135
  3 学会による診療データベース —————————————————————— 136
B 研究・実務に使用されるレセプトデータ ——————————————— 136
  1 医療保険者（被用者保険，国保，後期高齢者）のデータ ————————— 136
  2 NDB ————————————————————————————————— 137
  3 診断群分類研究支援機構のデータ ———————————————————— 137
  4 各医療機関のデータ —————————————————————————— 138
  5 市販データベース ———————————————————————————— 138
C 診療関連データベースを利用する利点と注意点 ———————————— 138
  1 悉皆性 ———————————————————————————————— 138
  2 サンプルサイズ ———————————————————————————— 138
  3 情報の妥当性 ————————————————————————————— 138

14章 疫学研究と倫理
西條 泰明 141

A 研究者が守るべき基本原則 ——————————————————————— 141
B 人を対象とする生命科学・医学系研究に関する倫理指針 ——————— 141

C 個人情報保護 —————————————————————— 142

D インフォームド・コンセント (IC) —————————— 143

E 対象者の保護，侵襲・介入 ————————————— 144

F 研究計画書と倫理審査 ——————————————— 145

G 臨床試験登録，研究結果の発表 ————————— 145

H 臨床研究法，治験 ————————————————— 146

I 研究不正 ————————————————————————— 146

J 利益相反 ————————————————————————— 147

*15*章 領域別の疫学 　　　　149

はじめに ————————————————————————— 福島　若葉 149

*15*章-*1* 臨床疫学 ——————————————————— 平田　　匠 150

A 概　要 ————————————————————————— 150

B 領域固有の事項，測定方法や疫学指標 ————— 150

  1 リサーチクエスチョンの作成と評価 ————————— 150

  2 臨床疫学研究におけるアウトカム指標 ——————— 150

  3 治　験 ——————————————————————————— 151

  4 エビデンスに基づく医療 (EBM) —————————— 152

*15*章-*2* 栄養疫学 ——————————————————— 樫野いく子 154

A 概　要 ————————————————————————— 154

B 領域固有の事項，測定方法や疫学指標 ————— 154

  1 食事調査方法 —————————————————————— 154

  2 栄養疫学における誤差 ———————————————— 154

  3 エネルギー調整の方法 ———————————————— 154

*15*章-*3* 運動疫学 ——————————————————— 中田　由夫 157

A 概　要 ————————————————————————— 157

B 領域固有の事項，測定方法や疫学指標 ————— 157

  1 身体活動，運動，生活活動，座位行動 ——————— 157

  2 推奨される身体活動量 ———————————————— 158

  3 身体活動測定法 ————————————————————— 158

*15*章-*4* 分子疫学 ——————————————————— 田中　純子 161

A 概　要 ————————————————————————— 161

B 領域固有の事項，測定方法や疫学指標 ————— 161

  1 研究デザイン —————————————————————— 161

  2 解析対象 ————————————————————————— 161

  3 解析上の注意点 ————————————————————— 162

  4 倫理的配慮 ——————————————————————— 162

C 疫学研究事例 ———————————————————— 163

15章-5 感染症疫学 ───────────── 内田　満夫 165

A 概　要 ─────────────────────── 165

B 領域固有の事項，測定方法や疫学指標 ──────── 165

　1 感染症疫学の基本 ························ 165
　2 感染症の自然史 ························· 166
　3 "感染者" か，それとも "発症者" か？ ··········· 166
　4 流行の記述と将来予測 ···················· 166

15章-6 社会疫学 ─────────────── 村上　慶子 169

A 概　要 ─────────────────────── 169

B 領域固有の事項，測定方法や疫学指標 ──────── 169

　1 社会経済状況の指標 ····················· 169
　2 社会関係 ··························· 170

15章-7 環境疫学 ─────────────── 道川　武紘 171

A 概　要 ─────────────────────── 171

B 領域固有の事項，測定方法や疫学指標 ──────── 171

　1 曝露評価方法 ························· 171
　2 疫学研究デザイン ······················ 172

C 疫学研究事例 ───────────────────── 173

15章-8 放射線疫学，電磁界の疫学 ────── 小島原典子 174

A 概　要 ─────────────────────── 174

　1 放射線の種類と分類 ····················· 174
　2 放射線等の単位 ························ 175

B 領域固有の事項，測定方法や疫学指標 ──────── 175

　1 電離放射線の影響 ······················ 175
　2 電磁界の影響 ························· 175

15章-9 小児保健の疫学 ──────────── 山田　正明 177

A 概　要 ─────────────────────── 177

B 領域固有の事項，測定方法や疫学指標 ──────── 177

　1 （期間）合計特殊出生率 ···················· 177
　2 死亡の指標 ·························· 177
　3 発育の評価 ·························· 179
　4 発達障害の代表的検査 ···················· 179
　5 知能検査の代表的検査 ···················· 179

15章-10 歯科保健の疫学 ──────────── 岡本　希 180

A 概　要 ─────────────────────── 180

B 領域固有の事項，測定方法や疫学指標 ──────── 180

　1 う蝕の指標（DMFT 指数，DMFS 指数，DMF 歯率）······· 180
　2 歯周病の指標（CPI）····················· 180
　3 口腔清掃状態の指標（OHI，OHI-S，PCR）·········· 181
　4 不正咬合の指標（DAI）···················· 181
　5 その他 ··························· 181

　　C 疫学研究事例 ————————————————————————————— 181

15 章-11 睡眠・休養 ————————————————————— 坂本なほ子 183
　　A 概　要 ———————————————————————————————— 183
　　B 領域固有の事項，測定方法や疫学指標 ————————————— 183
　　　1 客観的方法 ————————————————————————————— 183
　　　2 主観的方法 ————————————————————————————— 184

15 章-12 メンタルヘルス ————————————————————— 西條　泰明 186
　　A 概　要 ———————————————————————————————— 186
　　B 領域固有の事項，測定方法や疫学指標 ————————————— 186
　　　1 アウトカム評価 ——————————————————————————— 186
　　　2 曝露評価 ————————————————————————————— 187

15 章-13 嗜癖・依存 —————————————————————— 金城　　文 189
　　A 概　要 ———————————————————————————————— 189
　　B 領域固有の事項，測定方法や疫学指標 ————————————— 189
　　　1 アルコール使用症 ————————————————————————— 189
　　　2 ニコチン使用症 ——————————————————————————— 190
　　　3 薬物使用症 ————————————————————————————— 191
　　　4 ギャンブル行動症 ————————————————————————— 191
　　　5 ゲーム行動症 ———————————————————————————— 191

15 章-14 生活・人生 —————————————————————— 白井こころ 192
　　A 概　要 ———————————————————————————————— 192
　　B 領域固有の事項，測定方法や疫学指標 ————————————— 192
　　　1 生活機能を評価する指標 —————————————————————— 192
　　　2 生活の質を評価する指標 —————————————————————— 193

練習問題・想定問題 ————————————————————————— 195
解　答 ————————————————————————————————— 207

索　引 ————————————————————————————————— 209

- 社会における記述疫学の役割 ……………………………………… 中川　弘子 *39*
- BCG ワクチンと新型コロナウイルス感染症 ……………………… 福島　若葉 *42*
- 原子論的錯誤 ………………………………………………………… 福島　若葉 *42*
- 繰り返し横断研究 …………………………………………………… 髙橋美保子 *43*
- 後向きコホート研究（回顧的コホート研究, retrospective cohort study）……… 村上　慶子 *53*
- 出生コホート研究（birth cohort study）………………………… 村上　慶子 *55*
- コホート内症例対照研究（nested case-control study）………… 村上　慶子 *55*

- intention-to-treat analysis（ITT 解析）と per protocol analysis（PP 解析）
　………………………………………………………………… 木村　朗，尾島　俊之　**59**
- 非劣性試験 ……………………………………………………… 木村　朗，尾島　俊之　**60**
- 割付因子 ………………………………………………………… 木村　朗，尾島　俊之　**61**
- 工夫した RCT …………………………………………………… 木村　朗，尾島　俊之　**62**
- 研究対象からみた介入研究の類型 ……………………………………………… 井上　茂　**68**
- 記述疫学から仮説を設定する考え方 …………………………………………… 尾島　俊之　**70**
- 症例対照研究とコホート研究の比較 …………………………………………… 尾島　俊之　**70**
- DAG（directed acyclic graph，非巡回有向グラフ）…………………………… 藤吉　朗　**81**
- 交互作用（効果修飾，効果指標修飾）…………………………………………… 藤吉　朗　**83**
- ベイズの定理 ……………………………………………………………………… 森田　明美　**90**
- 進化するテクノロジーと疫学，データサイエンスの未来 …………………… 中野　裕紀　**102**
- 欠損値の発生の仕方と対応 ……………………………………………………… 後藤　温　**117**
- DPC 様式 1 の活用 ……………………………………………………………… 藤野　善久　**137**
- 診療ガイドライン ………………………………………………………………… 平田　匠　**152**
- 再生産率 …………………………………………………………………………… 山田　正明　**178**

1章 疫学とはなにか

学修のポイント

- 疫学は、集団における健康問題の頻度や分布の特徴を記述する学問である.
- 疫学は、健康問題の分析により、健康や疾病の決定要因を明らかにする学問である.
- 疫学は、健康問題の記述や分析で得られた知見を、健康問題の対策や解決に応用する学問である.

A 疫学の定義

「疫学」という言葉を初めて聞く人でも、すでにいくつもの疫学情報を知っているであろう. たとえば、① 2019 年末から数年間にわたって新型コロナウイルス感染症が世界中で大流行した. ② 人々が換気の悪い空間に (密閉)、多数集まって (密集)、近くで会話や発声をすると (密接)、感染リスクは上昇する. ③これら「3 密 (密閉、密集、密接)」を回避することが、感染者の減少につながる. ①は集団における健康問題の記述、②は健康問題の分析、③は健康問題の解決に関する事項であるが、これらはすべて疫学情報である. つまり、世の中には疫学情報があふれているが、疫学情報との認識がないだけである.

疫学は、epidemiology の日本語訳である. epidemiology は、Epi (上)、Demo (人々)、Logo (学問) から構成されるギリシャ語由来の単語である. 「人々に降りかかる病に関する学問」といった意味であることから、「流行病学」や「疫病学」が日本語訳になりうるが、現在は「疫学」で統一されている. 疫学は、疾病の流行に関する学問であるといっても、疫学が対象とする疾病は感染症だけではない. 過去には貧困や低栄養などを背景とした結核などの感染症が流行していたが、近年では運動不足や睡眠不足を背景とした生活習慣病や、人口の高齢化を背景とした認知症などが"流行"している. また、長時間労働や仕事のストレスの増加を背景に、うつ病が"流行"している. したがって、あらゆる疾病に対して疫学があり、疫学は医学や医療、健康政策にとって重要な学問であることがわかる.

一般に、疫学は集団における①健康問題の頻度や分布の特徴 (特に健康問題が発生する (1) 人の特徴、(2) 場所の特徴、(3) 時間の特徴) を記述する学問である、②健康問題の分析により、健康や疾病の決定要因を明らかにする学問である、③健康問題の記述や分析で得られた知見を、健康問題の対策や解決に応用する学問である、と定義される.

B 歴史的な疫学事例

1. ジョン・スノウによる "コレラ" の疫学

コレラは、下痢と嘔吐による脱水症状を起こし、重症例では死にいたる. もともとインドの風土病であったが、船舶によって人々が世界を移動できるようになったことから、世界中に伝搬し大流

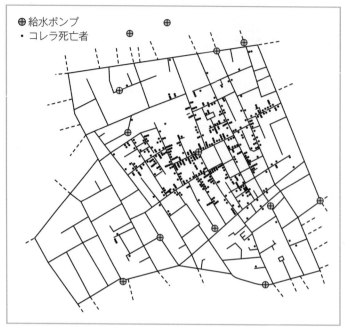

図1　ロンドンの1地区における給水ポンプ設置場所とコレラ死亡者の発生場所（1854年）

（Snow J：On the Mode of Communication of Cholera, John Churchill, 1855 より引用）

行した．1854年8月にロンドンでコレラが大流行した際に，イギリスの医師であるジョン・スノウ（John Snow, 1813〜1858年）は，ロンドンの1地区における給水ポンプ設置場所とコレラ死亡者の発生場所を記した地図を作製した（図1）．その結果，特定の給水ポンプの周囲の家で死亡者が多数発生していたことから，スノウは当該給水ポンプからの「水」の飲用がコレラの原因ではないかと考え，当該給水ポンプの使用禁止を提案した．当該給水ポンプの取っ手が外されて使用禁止となり，また，コレラの発生も減少した．

　スノウの対応を疫学の視点から整理すると，以下の通りとなる．

①健康問題の記述：給水ポンプ設置場所とコレラ死亡者の発生場所を記した地図を作製した．
②健康問題の分析：特定の給水ポンプの周囲で死亡者が多いことから，「水」の飲用が原因ではないか．
③健康問題の解決：当該給水ポンプの使用を禁止したところ，コレラ患者の発生が減少した．

　また，スノウは，ロンドン広域で調査を行い，水道供給会社とコレラ死亡数との関係を評価した（表1）．その結果，Southwark and Vauxhall 社から水道が供給されていた家のコレラ死亡数は多く，Lambeth 社から水道が供給されていた家の死亡数は非常に少なかった．この調査結果からも，コレラは「水」の飲用が原因と考えられた．

　コレラは，現在ではコレラ菌による感染症であることがわかっているが，コレラ菌がドイツの細菌学者であるロベルト・コッホ（Robert Koch, 1843〜1910年）により発見されたのは1883年のことである．つまりスノウは，コレラ菌が発見される30年前に，コレラという健康問題を解決した

表1　ロンドンにおける水道供給会社とコレラ死亡数との関係（1854年）

	水道供給を受ける家の戸数	コレラ死亡数	コレラ死亡数 （10,000戸当たり）
Southwark and Vauxhall社	40,046	1,263	315
Lambeth社	26,107	98	37
その他	256,423	1,422	59

(Snow J：On the Mode of Communication of Cholera, John Churchill, 1855 より引用)

ことになる．このように，原因不明の健康問題でも，疫学的な手法により健康問題を解決できる可能性があることをこの例は示している．

　実は，当時のイギリスでは，産業革命による都市部の人口集中により，し尿の処理や悪臭が社会問題となっていた．Lambeth社はロンドンよりも上流のテムズ川より取水していたのに対して，Southwark and Vauxhall社はロンドンよりも下流のテムズ川から取水していたことから，コレラ菌を含む汚染された水がSouthwark and Vauxhall社の水道水に混入したのではないかと推測されている．コレラが大流行した翌年の1855年に，ロンドンにおける下水道の整備が開始され，テムズ川の下流に下水を排出する仕組みが整えられた．都市の環境は，人の健康に大きな影響があることがよくわかる．

2. フローレンス・ナイチンゲールによる"戦死"の疫学

　フローレンス・ナイチンゲール（Florence Nightingale，1820〜1910年）は，イギリスの看護師である．日本でのイメージは，患者に寄り添って献身的な看護を行う「白衣の天使」が強いかもしれない．しかしそのイメージは，ナイチンゲールの1つの側面にすぎない．

　ナイチンゲールはイギリスの上流階級の子女として生まれ，数学や語学などさまざまな学問を修得した．両親の反対を押し切り当時は社会的地位が低かった看護師となり，ロンドンでコレラが大流行した際は看護師として対応した．そして，クリミア戦争（1853〜1856年にクリミア半島で起こったロシアとトルコ・イギリス・フランス・イタリア連合軍との間の戦争）の際には，イギリス軍の野戦病院を支援するための看護団の団長として，1854年11月にクリミアに赴任した．

　ナイチンゲールらが到着するまでは，野戦病院の衛生状態は劣悪で，コレラなどの感染症も蔓延していた．そのため，戦傷死（戦傷による死亡）ではなく戦病死（感染症などの疾病による死亡）する例が多数あった．そこで，ナイチンゲールは兵士の栄養状態の改善や，身体清拭やシーツ交換などの衛生状態の改善を行った．その結果，兵士の死亡数が激減した（表2）．

　戦争終結により帰国したナイチンゲールは，野戦病院の資料に基づき報告書を作成し国に提出した（図2）．その報告書には，月別の死亡数とその死亡原因が記載されているが，戦傷による死亡数よりも，感染症などの疾病による死亡数のほうがはるかに多かったことが示されている．このことから，兵士の死亡数を減少させるためには衛生状態の改善が重要であることがわかる．

　ナイチンゲールの報告を疫学の視点で整理すると，以下の通りとなる．

①健康問題の記述：入院した兵士の死亡数と死亡原因に関する統計を作成した．
②健康問題の分析：死亡の多くは感染症などの疾病によるものであり，戦傷ではない．
③健康問題の解決：兵士の死亡数を減少させるためには，衛生状態の改善が重要である．

表2　イギリス軍兵士の野戦病院への入院数および死亡数の変化（1855年）

	入院数	死亡数（%）
1〜3月	10,283	3,354（33%）
4〜6月	5,544	342（6%）
7〜9月	7,649	167（2%）

(Gill CJ, Gill GC：Nightingale in Scutari：her legacy reexamined. Clin Infect Dis 40：1799-1805, 2005 より引用)

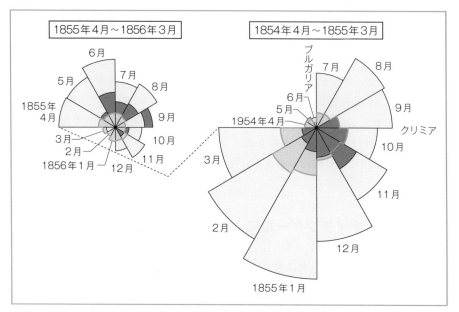

図2　**イギリス軍兵士の月別の死亡数と死亡原因（1854〜1856年）**
楔（くさび）が大きいほど，その月の死亡数が多かったことを示す．また，戦傷による死亡は ▉，感染症などの疾病による死亡は ☐，その他の原因による死亡は ▨ で表示されている．
(Nightingale F：Notes on Matters Affecting the Health, Efficiency, and Hospital Administration of the British Army, Harrison & Sons LTD, 1858 より引用)

　また，ナイチンゲールは，病院内に兵士が密集して収容され，ベッドが密接して間隔が狭く，病院内の換気が悪い密閉空間であったことが兵士の回復を妨げていると考えていた．そこで，ベッドの間隔を広くして換気を行った．新型コロナウイルス感染症の感染予防対策として「3密（密閉，密集，密接）の回避」が推奨されたが，ナイチンゲールは今から150年以上前に疫学的な視点から「3密の回避」を実践していたことになる．これは驚くべきことであろう．スノウは「疫学の祖」あるいは「疫学の父」と呼ばれるが，ナイチンゲールの疫学での功績を讃えて彼女を「疫学の母」と呼んでもよいかもしれない．

3. 高木兼寛による "脚気" の疫学

　ロンドンのコレラの大流行，クリミア戦争は，日本史でいえば江戸時代末期のできごとである．ここまで海外の歴史的な疫学事例をみてきたが，日本の事例を以下に紹介する．
　1868年に明治政府が誕生し，1873年に富国強兵政策の一環として徴兵制度が導入された．そし

て，全国の成人男性のうち，徴兵検査に合格した人の一定数が兵役に服することになったが，当時の軍隊は脚気に悩まされていた．脚気は，心不全や神経障害を呈する疾患であり，重症例では死にいたる．実際，1882年に太平洋一周の練習航海に出た軍艦「龍驤」では乗組員の約4割が脚気になるなど，深刻な影響があった（表3）．徴兵検査に合格するのは基本的に健康な人であるから，脚気の解決は喫緊の課題であった．

　海軍軍医の高木兼寛（1849〜1920年）は，イギリス海軍には脚気がないことや，日本海軍では将校（階級の高い兵士）に少なく兵卒（階級の低い兵士）に多いことから，脚気は軍隊で支給される食事（兵食）に原因があるのではないかと考えていた．そこで，軍艦「筑波」による実験的な練習航海を1884年に実施した．実験的な練習航海では，軍艦「龍驤」と同じ航路を軍艦「筑波」にとらせるが，兵食は和食（白米とわずかな副食から構成される食事）から洋食（パン，肉，大豆，牛乳などから構成される食事）に代えた．その結果，脚気は，肉や牛乳の摂取を拒否した一部の兵士には発生したが，ほとんどの兵士には発生しなかった．また，脚気による死亡数は0人であった（表3）．

　同時期に，高木は海軍の兵食改善も行った（図3）．当時の兵食は主食が白米，副食は現金支給，すなわち支給された現金で好みの副食を購入する制度であったが，多くの兵士は現金を故郷に仕送りするなどして副食をあまりとらなかった．そこで，高木は兵食を洋食として，パンや肉を支給した．しかし，当時は洋食を嫌う兵士もいたため，パンの原料である麦と米を混ぜた麦飯を支給した．その結果，海軍における脚気の発生数や死亡数は激減した．その後に，日清戦争（1894〜1895年）や日露戦争（1904〜1905年）が勃発したが，海軍での脚気の発生はごく少数であった．

　高木の対応を疫学の視点で整理すると，以下の通りとなる．

①健康問題の記述：イギリス海軍に脚気はない．日本海軍では将校に少なく兵卒に多い．
②健康問題の分析：洋食で脚気の発生が少なく，和食で発生が多いことから，食事に原因があるのではないか．
③健康問題の解決：食事を和食から洋食や麦飯に代えたところ，脚気患者は激減した．

表3　「龍驤」と「筑波」の練習航海の概要と脚気との関係

	龍　驤	筑　波
航行年	1882年	1884年
航　路	太平洋一周 （オーストラリア，南米，ハワイ経由）	太平洋一周 （オーストラリア，南米，ハワイ経由）
航行日数	271日	287日
乗組員	376名	333名
脚気患者数	169名	14名
脚気死亡数	25名	0名
兵　食	和食（白米とわずかな副食から構成される食事）	洋食（パン，肉，大豆，牛乳などから構成される食事）
窒素：炭素	1：27*	1：17*

＊窒素はタンパク質に含まれ糖質には含まれないことから，食事中のタンパク質と糖質の比を示している．つまり「筑波」の兵食は，「龍驤」よりタンパク質が多かったことを意味する．
（松田　誠：高木兼寛と森林太郎の医学研究のパラダイムについて．東京慈恵会医科大学雑誌 118：507-521, 2003 を参考に作成）

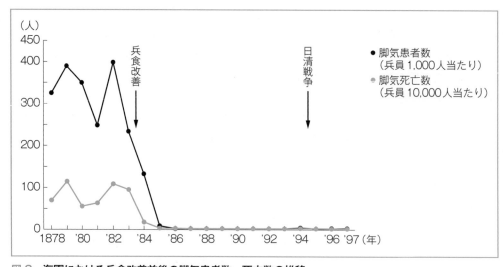

図3　海軍における兵食改善前後の脚気患者数・死亡数の推移
(松井彰彦, 村上　愛：明治期日本の医学制度と「難病」―帝国陸軍の脚気対策―. 経済分析 (内閣府経済社会総合研究所) **203**：214-251, 2021 を参考に作成)

　その一方, 陸軍では, コレラ菌の発見などにより細菌学が勃興したドイツ医学の影響を受けて, 脚気は細菌による感染症であると考えていた. そのため高木は, 陸軍軍医であった森林太郎 (1862〜1922 年) らとの間で, 脚気の原因を巡って激しい論争となった. そして, 陸軍では兵食改善は行われなかった結果, 日清戦争と日露戦争では脚気による死亡者が多数発生した.

　これらのできごとを現在の知見から解釈するのは容易である. 脚気はビタミン B₁ 欠乏により発生する疾病であるから, 兵食が白米 (精米により玄米からビタミン B₁ を多く含む米ぬかが取り除かれた米) 中心であったために, ビタミン B₁ 欠乏により脚気が発生した. また, 兵食改善によって肉などタンパク質の多い食品を多く摂取するようになったことから, ビタミン B₁ (タンパク質の多い食品に多く含まれる) も多く摂取できるようになり, 脚気が減少した. 窒素はタンパク質にしか含まれないので, 窒素の割合が多い食品にはビタミン B₁ も多く含まれるため脚気が発生しにくい, と解釈できる. しかし, 鈴木梅太郎 (1874〜1943 年) が, 米ぬかから抽出された物質 (現在のビタミン B₁) に脚気予防効果があることを発見したのは 1911 年であり, 高木兼寛はビタミン B₁ が発見される 30 年前に, 疫学的な手法により脚気という健康問題を解決したことになる.

　高木兼寛は, 脚気に関するさまざまな疫学研究を実施して解決に導いたことから, 「日本の疫学の父」と呼ばれる. なお, 高木兼寛と論争を繰り広げた森林太郎は, ペンネームのほうが一般によく知られているであろう. 「舞姫」や「高瀬舟」など数々の文学作品を世に残した文豪の森鷗外である.

C　健康の決定要因と「社会の健康」

　以上に述べた歴史的な疫学事例から, 疾病発生にはさまざまな要因が関与していることがわかる. 疫学では, 疾病発生を 3 つの要因から考える. すなわち, ①病因, ②環境要因, ③宿主要因である. ①病因は疾病の原因そのものであり, 細菌やウイルスなどの生物的要因や外傷などの物理的

要因などが含まれる．②環境要因は，人が病因に接触する機会や疾病の進展に影響を与える外的な要因のことであり，自然環境や社会環境などが含まれる．③宿主要因は，疾病に対する人の抵抗力や免疫力に影響を与える要因のことであり，年齢，性別，遺伝や栄養状態などが含まれる．また，①病因と②環境要因を区別することがむずかしい場合は，①②を合わせて「外因」，③宿主要因を「内因」と呼ぶ．

　ロンドンのコレラ大流行の例では，①コレラ菌（病因）に加えて，②都市部の劣悪な衛生環境（環境要因），③密集して暮らす貧困層の存在（宿主要因）がコレラの発生に関与していた．クリミア戦争の例では，①戦傷や細菌（病因）に加えて，②野戦病院の劣悪な衛生環境（環境要因），③栄養不良や飢餓状態の兵士の存在（宿主要因）が死亡率に関与していた．日本海軍の脚気の例では，①ビタミン B_1 不足（病因）に加えて，②軍隊で支給された食事が白米中心であったこと（環境要因），③兵士が副食を購入するために支給された現金を故郷に仕送りをしてしまったために栄養不良に陥っていたこと（宿主要因）が原因と考えられた．

　ここで重要なことは，病因がなければ疾病や死亡は発生しないが，病因があっても疾病や死亡が発生するとは限らないことである．すなわち，環境要因や宿主要因に問題がない場合は，病因があっても疾病や死亡は発生しにくいと考えられている．

　具体例として，イギリスにおける結核死亡率の歴史的な推移を示す（図4）．結核死亡率は，コッホにより結核菌が同定される以前から単調に減少しており，結核化学療法の開始やBCGワクチン接種の開始は結核死亡率の減少にあまり影響がないことがわかる．つまり，結核菌（病因）が存在しなければ結核は発生しないが，結核死亡率は他の要因（環境要因や宿主要因）の影響を強く受けることを意味している．

　実際，結核死亡率の低下は，産業革命以降に人々の生活水準が向上したことや，都市の居住環境が改善するなどの環境要因の改善によるところが大きいとされる．また，宿主要因として，人々が豊かになり栄養状態が改善されたことで疾病への抵抗力や免疫力が向上したため，結核菌に感染しても重症化しにくくなり，死にいたる疾病ではなくなってきたと考えられている．

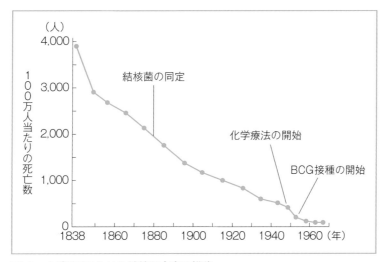

図4　イギリスにおける結核死亡率の推移
（McKeown T：The Modern Rise of Population, Edward Arnold, 1976 より引用）

　「人々の健康」を実現するためには，医学や医療の進歩も重要であるが，社会環境を含めた環境要因の改善がより重要であり，われわれは「社会の健康」を実現すべきなのであろう．疫学は，健康問題の記述や分析，健康政策などによる健康問題の解決を通じて，「人々の健康」や「社会の健康」を実現するための大きな役割を担っている．

 レポート課題

1. 各図表から何が読み取れるか考えましょう．
2. 疫学の社会における役割について考えましょう．

2章 疫学を理解するための基本

学修のポイント

- 疫学研究は課題選定，仮説設定，研究の設計，データ収集，仮説の検証，結果の解釈，社会還元の手順で実施される．
- 疫学では原因要因を曝露，結果要因を健康アウトカムと呼ぶ．
- 標本は母集団と同じ性質をもった集団で構成されることが重要である．
- 信頼性とは「結果がどの程度安定しているか」である．
- 妥当性とは「目的とする真の値をどの程度正確にとらえているか」である．
- 誤差とは「測定値と真の値との隔たり」のことを指し，偶然誤差と系統誤差に分類される．
- 曝露と健康アウトカムの関連に因果関係があるかどうかは，研究デザインや考察により総合的に判断される．

　疫学研究は，疾病の頻度や分布およびその発生要因を明らかにし，疾病予防に貢献するエビデンスを提供することを目的に実施される．本章では，疫学研究の実施に必要な基礎的な事項について紹介する．

A　疫学研究の手順

　疫学を含めた多くの研究は，以下の手順で行われる．
①研究課題を選定する
②研究仮説を設定する
③研究を設計する（対象集団，情報収集方法，研究デザインを設定する）
④データを収集する
⑤統計手法を用いて，研究仮説を検証する
⑥結果を解釈する
⑦結果を公表し，社会に還元する
　以下の項では，この研究実施手順において必要となる基礎的な疫学知識を紹介する．

B　研究課題と仮説の設定

　疫学研究は研究課題を選定することから始まる．研究課題とは調査研究で明らかにしたい課題である．研究課題は，研究デザインを設定する際の設計図であり，対象者や取り組む課題について可能な限り具体的であることが望ましい．
　次に，調査研究で検証を行う「仮説」を設定する．仮説は，研究課題に関する原因と結果の少なくとも2つの要因から構成され，その要因の因果関係，予測などを示唆するものでなければならな

い．たとえば，「喫煙と肺がんリスクは関連するか」は，どちらが原因/結果であるかが示されておらず，仮説ではない．一方，「喫煙者は非喫煙者と比較して肺がんを発症するリスクが高い」は，原因は喫煙，結果は肺がん発症リスクと明確で，喫煙によって肺がん発症リスクが上昇するという関連の方向が示されており，仮説となる．疫学では，原因を曝露，結果を健康アウトカム（あるいは疾病）と呼ぶ（データ解析においては，曝露を説明変数，健康アウトカムを目的変数と呼ぶことがある）．

C　研究対象者の選定

1. 母集団と標本（観察対象集団）

　設定された研究仮説を検証するため，まず，研究課題において対象と想定する集団を選定する．この研究課題が対象とする集団を「母集団」と呼ぶ．母集団は健康アウトカムを発症する可能性がある人に限ることが原則である．たとえば，対象とする健康アウトカムが「大腸がんの新規発症」である場合，すでに大腸がんを発症している人は新規発症者になることが不可能であるため，母集団に含めない．

　次に，母集団において研究仮説の検証を行う．しかし，実際には，母集団全体を対象とした調査研究（全数調査，悉皆調査）が行われることは少なく，母集団から選ばれた一部の集団（標本）を対象として調査研究（標本調査）が実施されることが多い．標本調査では，調査で得られた結果を用いて母集団における結果を推定する．したがって，標本は母集団の特徴を忠実に反映し，同じ性質（代表性）をもった集団であることが重要である．母集団の特徴を反映した標本を選定するには，母集団の定義（母集団がどのような集団であるか）を明確にしておく必要がある（図1，2）．

2. 標本の選定方法

　標本の選定においてもっとも重要なことは，標本を母集団と同じ性質（代表性）をもった集団で構成することである．代表性を担保するためには，母集団構成員の全員が同じ確率で標本に選ばれ

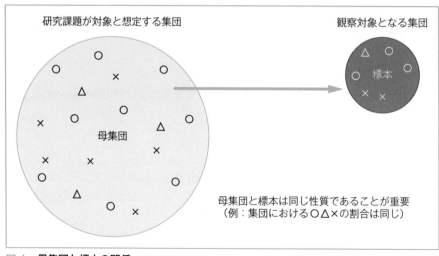

研究課題が対象と想定する集団　　　　　　観察対象となる集団

標本

母集団

母集団と標本は同じ性質であることが重要
（例：集団における○△×の割合は同じ）

図1　母集団と標本の関係

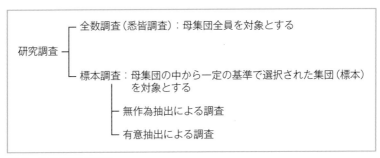

図2　研究調査の種類

る無作為抽出（ランダム抽出）を用いることが基本である．これは，後述する記述疫学において重要な概念である．抽出においては，対象とする集団により手順，費用，まれな対象者であるなどの理由により，無作為抽出が不可能な場合がある．その際には，有意抽出による標本選定が行われる．

a. 無作為抽出

　無作為抽出（random sampling）の方法には以下のようなものがある．

①単純無作為抽出法

　母集団構成員全員に番号を付与し，乱数表やサイコロを用いて対象者（標本）を無作為に抽出する方法．しかし，実際には母集団全構成員の名簿を手に入れて番号をふる作業を実施することはむずかしい．

②系統抽出法

　母集団構成員全員の名簿から，抽出開始者のみを無作為に選び，その後は一定の間隔で標本を抽出する方法．ただし，名簿の並びに規則性がある場合には無作為性は保証されない．

③層化抽出法

　母集団をあらかじめいくつかの基本的属性（性別，年齢階級，居住地区など）で層別し，それぞれの層から一定の割合で標本を無作為に抽出する方法．これにより，起こりうる偶然の偏りをできるだけ避けることが可能である（本項F. 信頼性・妥当性・誤差）．

④クラスター抽出法

　個人単位の名簿はないが，個人の集まりであるクラスター（集団）単位のリスト（例：地域の医療機関名簿）を入手できる場合に行われる．標本抽出の単位はクラスター（例：医療機関）であり，無作為に抽出されたクラスターに所属する全員を標本とする．

⑤多段抽出法

　母集団から直接標本を抽出するのではなく，はじめに母集団からいくつかの大きな集団（例：地域など）を無作為に選定し（第一次抽出），選ばれた集団から，さらに小さな集団（第二次抽出）を無作為に選ぶ．母集団から2段階以上の段階の集団を選択した上で，最後に選ばれた集団の中から無作為に個人を標本として抽出するという方法．

b. 有意抽出

　無作為抽出が不可能な場合には，以下のような抽出方法が用いられる．

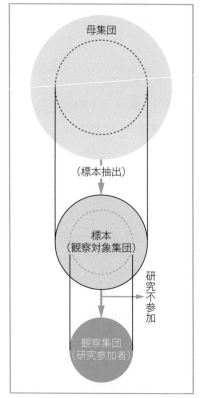

図3　観察集団の選定

有意抽出（purposive sampling）方法（例）：

●応募法（調査協力の呼びかけに応じた人を調査対象とする）

●機縁法（調査者の依頼のしやすさなどの主観に基づいて対象者を選定する）

　有意抽出方法による標本抽出では，調査者や調査対象者の意図が反映されやすく，母集団と標本の性質にずれが生じやすい.

3. 観察集団

　抽出された標本（観察対象集団）を対象に調査研究が実施される. しかし，実際には観察対象集団の全員が研究参加者となることはまれである. 研究への不参加が起こると，標本の抽出において注意を払った標本の代表性に影響を与える. したがって，研究者はさまざまな方法で，できるだけ研究参加率を上げること，不参加者に偏りがでないことを試みる. そして，最終的に，研究不参加者を除いた観察集団を対象に研究が実施される（図3）.

D 情報収集方法の検討

　疫学研究において利用する情報には，その研究のために収集する一次情報と，すでに別の目的で収集されている二次情報がある. 一次情報には，質問票，面接，血液検査，身体測定などによって得られる情報がある. 二次情報には人口動態調査，国民健康・栄養調査，患者調査，国民生活基礎

調査などの政府統計データや診療記録情報，検診情報，がん登録情報，レセプトデータなどの診療関連データがある．これらの情報は，倫理的配慮の下に手続きを経て取得することが可能である（詳細は「8章 情報収集方法」「12章 保健統計調査」「13章 診療関連データベース」「14章 疫学研究と倫理」参照）．

E 疫学研究デザイン

1. 疫学のアプローチと研究デザイン

疫学の定義には，「記述」「分析」「対策」の3つの概念がある．疫学研究により疾病状況を把握し（記述），病因となる可能性がある要因を分析し（分析），把握した関連を有効な対策に付びつけること（対策）は，疫学の重要な目標である．

疫学研究のアプローチは，第一段階として，疾病の頻度や分布を観察し，疾病の発生状況を把握することから始まる．これを記述疫学と呼ぶ．記述疫学は，集団における疾病分布の特徴（人，場所，時間など）に関する記述をもとに，対象とする疾病の疫学的特徴を解明する．たとえば，高血圧の頻度を地域別に記述することを目的に研究が実施される．

次に，記述疫学により把握された疾病発生状況に関する情報から想定された病因と疾病の間の統計学的関連を検証し，疾病発症の原因となる要因（病因）を探求する観察研究が第二段階として実施される．たとえば，塩分摂取が高い地域で高血圧者が多いという結果から，「塩分摂取量が多い人は少ない人と比較して高血圧のリスクが高い」を仮説とし，塩分摂取状態による高血圧発生の頻度の違いを分析する研究が実施される．

また，第三段階として，把握された病因が可変である場合，要因を意図的に操作することによる実験的な検証を行い，疾病予防の可能性を検証する介入研究が行われる．上記例では，塩分摂取を控えることにより高血圧のリスクが低下するかを検証する研究となる（表1）（詳細は「4章 疫学研究デザイン」参照）．

ここまでの疫学研究により創出されたエビデンスをもとに，さまざまな機関において予防活動が実施される．これらの予防活動の中で，新たな疑問や仮説が生まれることもある．この一連のプロセスを「疫学サイクル」と呼ぶ（図4）．

表1 疫学研究のアプローチ

段 階	研究方法	研究内容
第一段階	記述疫学	集団における健康事象や疾病の発生状況を人・時間・場所の視点から観察記述し，それらの特徴の中から発生要因に関する仮説の設定を行う
第二段階	（記述疫学以外の）観察研究	記述疫学で得られた仮説の検証を行い，因果関係を推測する
第三段階	介入研究	要因を意図的に操作することにより，観察研究で得られた要因に疾病予防の可能性があるかの実験的な検証を行う

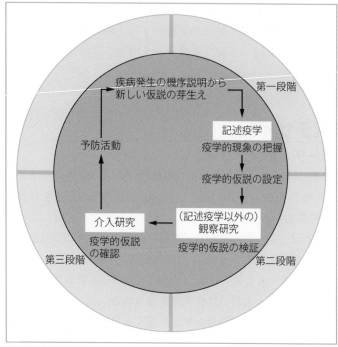

図4　疫学サイクル

F　信頼性・妥当性・誤差

　観察集団から得た調査研究データを用いて，仮説の検証や結果の解釈を行う際に重要な概念として信頼性，妥当性，誤差がある．以下，これらの概念について説明する．

1. 信頼性

　信頼性〔reliability（精度 precision，再現性 repeatability）〕とは，「結果がどの程度安定しているか（ばらつかないか）」である．信頼性が高いとは，図5の的の例では，同じ場所に弾痕があり（中心である必要はない）ばらつきが小さいことを意味する．

　信頼性の示す概念は，示される枠組みにより一定ではない．測定方法の信頼性は，同じものを測定したときに測定値が異ならないかであり，測定方法の「質」に関することである．また，研究結果における信頼性とは，結果が「ばらつかないこと」を意味する．信頼性が高い結果とは，仮に何度も同じ研究を実施したとしても同じ結果が得られる可能性が高いことである．信頼性を高めることは，対象者数を増やすことによって可能である．

2. 妥当性

　妥当性（validity）とは，「目的とする真の値を正確にとらえているか」である．真の値をどの程度正確に把握できているかによって，妥当性の高低が示される．図5の例で示されるように，妥当性が高いとは，図の的の中心（真の値）に近いところに弾痕があることである（ただし，真の値は誰にもわからないため，実際の把握は不可能である）．

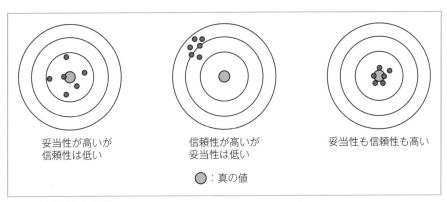

図5　妥当性と信頼性

妥当性の示す概念も，示される枠組みにより一定ではない．たとえば，測定方法の妥当性とは質問紙調査が測定するものを正しく測れているかである．一方，研究方法の妥当性（内的妥当性）とは，研究によって把握された曝露と健康アウトカムの関連が正しいかどうかである．ほかにも，把握された研究結果を汎用できる範囲がどこまでかに関する妥当性もある（外的妥当性/一般化可能性）．

3. 誤差（偶然誤差と系統誤差）

誤差（error）とは測定値と真の値との隔たりのことを指し，大きく偶然誤差と系統誤差に分類される．偶然誤差（random error）とは，理想的な状況であったとしても偶然に起こる誤差であり，信頼性（精度，再現性）の対立概念である．つまり，偶然誤差が小さいとは信頼性が高いことと同義である．一方，特定の原因によって一定の方向性をもって起こる誤差は系統誤差（systematic error）であり，妥当性の対立概念である．系統誤差が小さいとは妥当性が高いことを意味する．正しい研究結果を得るためには誤差の制御は必須であり，誤差の理解は重要である（詳細は「6章 バイアスと交絡」参照）．

G　因果関係

「原因によって結果が生じる関係」が因果関係である．疫学の目標である，把握した関連を有効な対策樹立に役立つ予防として発展させるためには，対象とする健康アウトカムの原因を明らかにする必要がある．そのためには，研究により示された関連に因果関係があるかの把握が重要である．

ここでは，因果関係の考え方を説明し，古典的な「ヒル（Hill）の因果性の判定基準」を紹介する．

1. 因果関係の判定：因果の逆転と共通原因

因果関係とは，2つの関連する因子（曝露と健康アウトカム）が，原因と結果の関係であることを指す．介入研究は原因と想定される要因を操作することにより結果が変化するかを検証するため，検証する関連の方向性が明確である．したがって，介入研究によって把握された関連は因果関係が強く示唆される．しかし，観察研究では注意が必要である．もっとも考慮すべきは「因果の逆

転」——原因と結果の順序が逆であっても関連は認められる——である.

　たとえば,現在の喫煙状況とその後数年間の死亡リスクの関連を検証する研究の結果,喫煙者より禁煙者の死亡リスクが高いという関連がみられることがある.しかし,この結果から禁煙により死亡リスクが上がったと判断するのは誤っている.禁煙した人には,禁煙せざるを得ないような健康状態の悪い人が含まれるため,特に短期間の追跡では,禁煙者の死亡・疾病リスクが高くなることがあるからである.

　また,原因と結果がそれぞれ「共通原因」によって発生したとき,原因と結果の間に関連がみられることがあり,この関連を因果関係と判断するのは誤りである.たとえば,暑い季節にはアイスクリームが売れて,水難事故も増えるが,アイスクリームの売り上げと水難事故件数には関連はあっても,因果関係はない.したがって,アイスクリームを禁止しても水難事故は減らない.

　曝露と健康アウトカムの間に観察された「関連」がすべて因果関係というわけではない.関連があることは因果関係の必要条件であるが,十分条件ではない.因果関係の判定は,一律の条件ではなく,研究デザインや考察などさまざまな状況から総合的に判断される.

2. ヒルの因果性判定基準

　疫学では古典的に示されているヒルの因果性の判定基準がある.しかし,因果関係の判定は,一律の条件や基準で判定されるものではない.このヒルの因果性の判定基準は,基準というより「考慮すべき点」の意味合いが強い.そのため,因果関係判定にそのまま使用するものではない.

　ここでは,因果関係判定時に考慮すべき項目のうち重要なもののみを説明する.

①時間性 (temporality)

　原因と考えられる要因が疾病の発症(結果)に時間的に先行することである.これは,因果関係の必須要件である.ただし,前述の禁煙の例などでわかるように,単純な時間的順序だけでは対応できないものもある.

②強固性 (strength)

　曝露と健康アウトカムが強く関連することを指し,相対危険などの関連の指標が大きいことである.関連の指標が大きいことは強固性が強いことを意味し,因果関係を考える上で重要であるが,因果関係の必須要件ではない.

③一致性 (consistency)

　異なる人・時間・場所における研究において,同様の関連がくりかえし観察されることである.しかし,関連の強さが人・場所・時間によって異なることもあり,結果が必ずしも一致しないことがある.したがって,一致性は因果関係の必須要件ではない.

④生物学的勾配 (biological gradient)/量反応曲線 (dose-response curve)

　曝露の程度が強くなるほど健康アウトカムの頻度も高くなることである.この関係が認められることは因果関係を示唆する.しかし,閾値や飽和の存在,直線以外(U字,逆U字など)の関係,量に依存しない因果関係などもあり,これも必須要件ではない.

⑤特異性 (specificity)

　曝露と健康アウトカム(疾病)が特異的な1対1の関係をもつことを指す.しかし,現代の疫学研究は,複数の原因により健康アウトカムが発生するという考え(web of causation)が主流であり,特異的な関係にある曝露と健康アウトカムは,むしろまれといえる.したがって,特異性も必

須要件とはいえない.

H 結果の社会還元

　記述疫学により疾病状況を，観察研究と介入研究により病因となる可能性がある要因を把握し，その後，把握したエビデンスを基にさまざまな機関において予防活動が実施される．つまり，疫学は予防の根拠となるエビデンスを創出する学問である.

 レポート課題

1. 疫学研究の手順についてまとめてみましょう.
2. 肺がんと喫煙をテーマに，記述疫学，観察研究，介入研究の違いについて考えてみましょう.
3. 関連があっても因果関係がない例を考えてみましょう.

3章 疫学で用いられる指標

学修のポイント（A．頻度を表す指標）

- 有病率は，ある一時点において疾病を有している人の割合である．
- 罹患率は，新たにどれくらい疾病にかかるかを示した指標である．分母は対象者1人1人の観察期間を考慮している．
- 累積罹患率は，対象者1人1人の観察期間は考慮されず，ある一定期間に疾病にかかった割合である．

学修のポイント（B．関連を表す指標）

- 相対危険は，危険要因に曝露した群は曝露していない群に比べて疾病頻度が何倍高いかを比で示す．
- 寄与危険は，曝露群と非曝露群の疾病頻度の差で示す．
- 寄与危険割合は，曝露群での疾病頻度のうち，その曝露による部分の割合である．
- 集団寄与危険割合は，集団全体での疾病頻度のうち，その曝露による部分の割合である．
- オッズ比は，相対危険の近似値であり，症例対照研究などで用いられる．

学修のポイント（C．指標の比較）

- 両者の集団の死亡率を比較するときは，年齢階級別人口の違いを考慮して行う．
- 年齢調整死亡率には，直接法と間接法があり，間接法は標準化死亡比ともいう．

A 頻度を表す指標

1. 比・割合・率

「～比」，「～の割合」，「～率」，はよく使われる言葉ではあるが，それぞれ分子と分母の関係が異なる．

1) 比 (ratio)：2つの量の比較に用いる（分子は分母の一部ではない）（図1）.

　　例）男女比＝女性／男性

2) 割合 (proportion)：全体に占める大きさを示すため，分母に分子も含まれる（0～1の範囲であり，1を超えない）.

　　例）女性の割合＝女性／（女性＋男性）（図1）

3) 率 (rate)：単位時間あたりの変化など，事象が発生する速さを示す場合に用いることが多い．

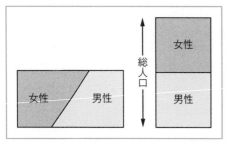

図1　男女比＝女性/男性　女性の割合＝女性/
　　　　　　　　　　　　　　（女性＋男性）

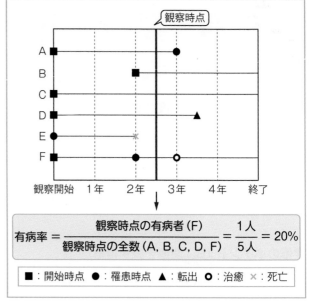

$$有病率 = \frac{観察時点の有病者（F）}{観察時点の全数（A, B, C, D, F）} = \frac{1人}{5人} = 20\%$$

■：開始時点　●：罹患時点　▲：転出　〇：治癒　×：死亡

図2　有病率

2. 有病率，罹患率，累積罹患率

a. 有病率（図2）

　有病率（prevalence）とは，ある一時点において，疾病を有している人を対象集団の総数で除した割合である（有病割合という表現が正確であるが，一般的な言葉において，率は割合を含む概念があるため有病率と示されている）．点有病率ともいう．単位は無単位［0～1の範囲の数値（小数）のまま，百分率（％）など］である．横断的であり，リスク（後述）の指標にはならない．有病期間が長く致命率が低い慢性疾患（高血圧，糖尿病など）に適している．政策立案など行政面で有用な指標として活用される．特殊な有病率として，一定期間に対象疾患を有している人をすべて含める期間有病率もある．

$$有病率 = \frac{ある一時点※において疾病を有する者の数}{ある一時点※において集団内に存在する全員の数}$$

※質問票回答時点など

b. 罹患率と累積罹患率

　ある疾患にかかるリスクをもった集団※で新たにどれだけの疾病者が発生するかを示す指標である．言い換えれば，その疾患を発生するリスクを測定していることになる．有病率では，観察開始時点ですでに罹患している人は除外しないが，罹患率および累積罹患率では除外する．分母の違いによって，罹患率と累積罹患率が存在する．対象者の追跡における脱落が多いか少ないかによって2つの指標を使い分ける．

※例）子宮がんの罹患率を計算する場合は，潜在的リスクをもたない（子宮をもたない）男性は含めない．

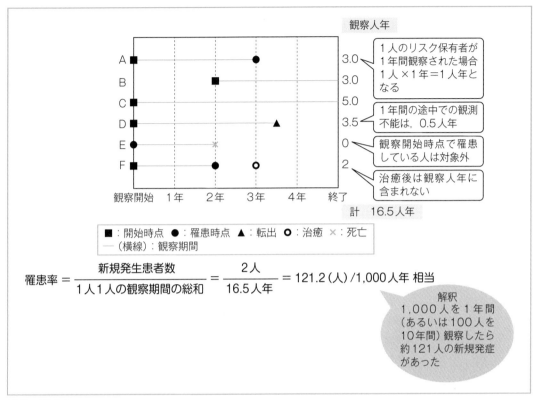

図3 罹患率

①罹患率 (incidence rate, incidence rate of morbidity)(図3)

転出，死亡などさまざまな理由により対象1人1人の観察期間が異なる場合，追跡の偏り (follow-up bias) が生じる．そのため，分母は，対象者1人1人の観察期間の総和［人時 (person-time)］が用いられ，人時法と呼ばれる．期間の単位が「年」の場合は人年 (person-year) となり，人年法と呼ばれる．

$$罹患率 = \frac{観察期間内での新規に発生した患者数}{ある疾患にかかるリスクをもった集団の1人1人の観察期間の総和}$$

②累積罹患率 (cumulative incidence rate)(図4)

個人個人の観察対象時間は考慮されず，ある一定期間に新たに疾病を発生した割合を算出する．研究参加者全員を同じ期間観察できる場合に用いられ，脱落がないことが前提である．途中で追跡不能となった例は脱落例として解析から除外される．よって，この指標は実際には研究者と被験者との結びつきが強く脱落例が少ない臨床試験 (ランダム化比較試験) などで用いられる．また，発病時点の特定がむずかしい疾患 (高血圧，糖尿病など) で用いられる．

累積罹患率が同じ値でも対象となる期間により意味合いが変わるため，対象期間 (追跡期間2年間など) を明示する必要がある．単位は無単位 [0～1の範囲の数値 (小数) のまま，百分率 (%)，など] である．なお，累積罹患率を狭い意味でのリスク (risk) ということがある．

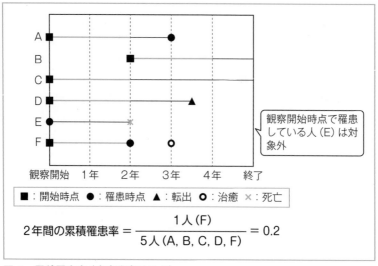

図4　累積罹患率（疾病発症リスク）

表1　有病率・罹患率・累積罹患率の特徴

	有病率	罹患率	累積罹患率
指標の区分	割合	率	割合
時間的概念	一時点　横断的	追跡が必要	追跡が必要
分　子	一時点で疾病を有している人数	観察期間での新規発生患者数	観察期間での新規発生患者数
分　母	ある一時点において集団内に存在する全員の数	観察対象者1人1人の観察期間の総和	観察開始時点での人数
単　位	無単位，%など	/人年など	無単位，%など（観察期間記載必須）
特　徴	一時点の調査で容易に算出できる．有病期間が短い病気には適さない	個人個人の観察対象時期が異なっていても，脱落者が多い集団でも使える	脱落者が多いとバイアスになる．
主な活用例	特定の時点での健康問題の大きさを図り，施策を練る際	疾病の危険因子によるある疾病に罹患する速さをみたいとき	追跡期間を固定した場合（例：1年間）の罹患をみたいとき

$$累積罹患率 = \frac{観察期間内での新規に発生した患者数}{観察開始時点でのある疾患にかかるリスクをもった人の数}$$

　有病率，罹患率，累積罹患率の特徴などを表1に要約した．

3. 死亡率，致命率，生存率（図5）

　罹患率に関連した疫学指標として，死亡率，致命率（もしくは致死率），生存率があげられる．

1）死亡率：罹患率と同じ概念で算出され，罹患率の分子の部分（新規罹患者）を死亡に置き換えたもの．

2）致命率（もしくは致死率，case-fatality rate）：ある疾患に罹った人がその疾病で死亡する割合．急性疾患の重症度を示す．24時間以内致命率，1ヵ月以内致命率，1年以内致命率のよう

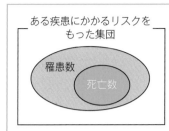

図5　死亡に関する指標

に期間を明示することもある．1人1人の罹患者を追跡して求める場合と，死亡率を罹患率で割って求める場合とがある．

3) **生存率**：ある疾患に罹っていた人が一定観察期間内に死亡から免れた確率．1から致命率を引いたものに相当する．がん患者の治療効果を判定する際などに用いられる．

4. 相対頻度

　分母として人口データが得られない場合などに，疾病の罹患や死亡などの全発生数を分母に用いて，ある疾病や年齢区分での発生が占める割合を相対頻度として表すことがある．相対頻度でよく利用されるのは，死因別死亡割合（proportional mortality rate）と PMI（proportional mortality indicator）である．

a. 死因別死亡割合

$$死因別死亡割合（\%）= \frac{ある死因による死亡数}{全死亡数} \times 100$$

　死因別死亡割合は，他の疾病の死亡数の増減の影響を受けるため，ある疾病の死亡割合の増減は必ずしもその疾病の死亡数の増減を表すわけではない．

　表2で，悪性新生物〈腫瘍〉の死亡割合は約25%なので，4人に1人は悪性新生物〈腫瘍〉で亡くなっていることがわかる．

b. PMI

$$PMI（\%）= \frac{50歳以上の死亡数}{全死亡数} \times 100$$

　PMI は，入手が容易な年齢別死亡数のみから計算できるので，人口統計，疾病統計が不十分なことが多い開発途上国などでも信頼できる数値が得やすく，衛生状態の国際比較の指標として用いられる［例：日本94.2%（2002年），フィリピン55.3%（1993年）］．

　近年の世界保健機関（WHO）の統計では，65歳以上死亡割合が用いられることが多い［日本90.8%（2019年），イギリス84.4%（2018年），スウェーデン88.5%（2018年）］．

　現在はほとんどの国で人口構成を把握できるようになったため，かつてほど使用されていない．

表2　わが国の死因順位別死亡数・死亡割合（2022年）

死因順位	死　因	死亡数（人）	死因別死亡割合（%）
	全死因	1,569,050	100.0
1	悪性新生物〈腫瘍〉	385,797	24.6
2	心疾患	232,964	14.8

（人口動態統計（確定数）の概況（2022年）より作成）

B　関連を表す指標

1. 相対危険

　将来，ある出来事が発生する確率をリスク（危険）という．

　相対危険（relative risk：RR）は，危険要因に曝露した群は曝露していない群に比べて疾病頻度が何倍高いかを比で示す．曝露と疾病の発症との関連の強さを示し，疫学の要因分析において重要な指標である．

　相対危険が1より大きいと曝露ありのほうが疾病頻度が高く，1より小さければ曝露ありのほうが疾病頻度が低く，1と等しければ曝露と疾病頻度とは関連がないことを示す（図6）．

$$相対危険（RR）= \frac{曝露群の疾病頻度（Ie）}{非曝露群の疾病頻度（Io）}$$

疾病頻度：罹患率，累積罹患率，死亡率などが用いられる．

　数式での文字は，よく使われているものを参考に任意に決めればよいが，この例では，罹患率 incidence の I，曝露 exposure の e，曝露なし（非曝露）は0ということで o を用いている．後で出てくる It はトータル total の t を，p は割合 proportion からとっている．

2. 寄与危険

　危険要因曝露群の疾病発症者には，曝露が原因の人と曝露が原因でない人が含まれる．非曝露群の疾病発症者は，危険要因に曝露しなくても発症している．曝露が原因の疾病頻度は，曝露群と非曝露群の疾病頻度の差で示され寄与危険（attributable risk：AR）という．曝露によって疾病頻度がどれだけ増えたか，逆に曝露されなければ疾病頻度がどれだけ減少するかを示す（図7）．

$$寄与危険（AR）= 曝露群の疾病頻度（Ie）－非曝露群の疾病頻度（Io）$$

a. 寄与危険割合

　寄与危険割合（attributable fraction：AF）は，危険要因の曝露群の疾病頻度のうち，曝露による疾病頻度の割合を表す．曝露群において，その曝露を取り除くと疾病頻度をどの程度の割合で減らすことができるかを示す指標となる（図7）．

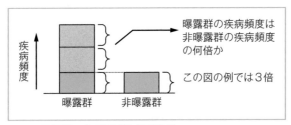

図6　曝露群，非曝露群と相対危険

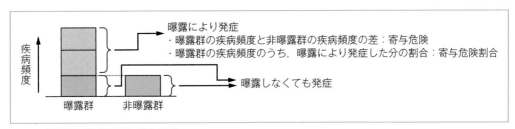

図7　曝露群，非曝露群と寄与危険

$$\text{寄与危険割合（AF）} = \frac{\text{曝露群の疾病頻度（\textit{Ie}）} - \text{非曝露群の疾病頻度（\textit{Io}）}}{\text{曝露群の疾病頻度（\textit{Ie}）}}$$

$$= \frac{(Ie - Io) \div Io}{Ie \div Io} \qquad \text{分子，分母ともに \textit{Io} で除算．}$$

$Ie \div Io = $ 相対危険（RR）なので下記となる．

$$= \frac{\text{相対危険（RR）} - 1}{\text{相対危険（RR）}}$$

上記の例では，計算すると

$$\text{AF} = \frac{3 - 1}{3} \fallingdotseq 0.67$$

となる．

例）相対危険と寄与危険の比較（表3）

【論文】Doll R：Mortality in relation to smoking：20 years' observations on male British doctors. Br Med J **2**：1525, 1976

　概　要：喫煙による肺がんまたは虚血性心疾患のリスクを比較した．相対危険や寄与危険割合は肺がんのほうが高い．一方で，寄与危険，すなわち喫煙者が禁煙に成功した場合，死亡を回避できる人口あたりの人数は，虚血性心疾患（256）のほうが肺がん（130）より多い．

b. 集団寄与危険または人口寄与危険

　集団寄与危険または人口寄与危険（population attributable risk：PAR）は，危険要因曝露群と非曝露群を合わせた「集団全体」の疾病頻度から非曝露群の疾病頻度を除いたものである．集団全体

表3　イギリス男性医師の喫煙の有無による肺がんと虚血性心疾患による死亡率

	死亡率（年齢調整，人口10万人対）		相対危険（RR）	寄与危険（人口10万人対）	寄与危険割合
	喫煙者	非喫煙者			
肺がん	140	10	14.0	130	0.93
虚血性心疾患	669	413	1.6	256	0.38

（Doll R：Mortality in relation to smoking：20 years' observations on male British doctors. Br Med J **2**：1525，1976 より作成）

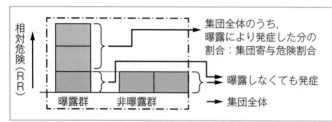

図8　集団全体と集団寄与危険割合

において，曝露によって疾病頻度がどれだけ増えたか，逆に曝露されなければ疾病頻度がどれだけ減少するかを示す．寄与危険と似ているが，寄与危険は曝露群と非曝露群を比べるのに対し，集団寄与危険（人口寄与危険）は集団全体（曝露群＋非曝露群）と非曝露群を比較する．

　　集団寄与危険（PAR）＝
　　集団全体の疾病頻度（*It*）－非曝露群の疾病頻度（*Io*）

c. 集団寄与危険割合または人口寄与危険割合

　集団寄与危険割合または人口寄与危険割合（population attributable fraction：PAF）は，集団全体の疾病頻度のうち，曝露による疾病頻度の割合を示す．集団全体においてその曝露を取り除くと疾病頻度をどの程度の割合で減らすことができるかを示せるため，公衆衛生対策において特に重要な指標といえる（図8）．集団中の曝露者の割合が関わってくるため，集団中の曝露者の割合が高ければ集団寄与危険割合は高くなる．

$$集団寄与危険割合（PAF）＝\frac{集団全体の疾病頻度（It）－非曝露群の疾病頻度（Io）}{集団全体の疾病頻度（It）}$$

$$（図8の例では）＝\frac{積み木2個}{積み木5個}＝40\%$$

（積み木2個は集団全体のうち曝露により発症した分）

　式で表すと

　　曝露群の疾病頻度（*Ie*），非曝露群の疾病頻度（*Io*）
　　集団中における曝露群の占める割合をproportion（*p*は0〜1の間）とすると
　　非曝露群の占める割合は1-*p*
　　集団全体の疾病頻度（*It*）＝*Ie* × *p* ＋ *Io* × (1−*p*)

表4　COVID-19 感染と予防方法との関連

予防方法		n	COVID-19 感染		相対危険	寄与危険
			n	(%)		
手洗い	No	263	6	2.28	3.53	1.63
	Yes	7,895	51	0.65		
ソーシャルディスタンス	No	1,054	16	1.52	2.63	0.94
	Yes	7,104	41	0.58		
屋外でのマスク着用	No	108	8	7.41	12.38	6.81
	Yes	5,012	30	0.60		

(Xu H et al：Relationship between COVID-19 infection and risk perception, knowledge, attitude, and four nonpharmaceutical interventions during the late period of the COVID-19 epidemic in China：online cross-sectional survey of 8158 adults. J Med Internet Res **22**：e21372, 2020 より作成)

$$集団寄与危険割合\,(PAF) = \frac{le \times p + lo \times (1-p) - lo}{le \times p + lo \times (1-p)}$$

$le\,/\,lo$ ＝ 相対危険（RR）なので下記となる.

$$= \frac{(RR-1) \times p}{(RR-1) \times p + 1}$$

d. 疫学研究事例

【論文】Xu H et al：Relationship between COVID-19 infection and risk perception, knowledge, attitude, and four nonpharmaceutical interventions during the late period of the COVID-19 epidemic in China：online cross-sectional survey of 8158 adults. J Med Internet Res **22**：e21372, 2020

　概　要：COVID-19 感染予防方法としての手洗い，ソーシャルディスタンス，屋外でのマスクの着用の有無別の感染の割合を示す（表4）.

　各々の予防方法を行っていない場合は行っている場合と比較して，相対危険の値はいずれの方法も1を超えた値なので，各々の予防方法を行っていないと感染のリスクが高くなることを示している．また，寄与危険の値より，各々の予防方法を行っていない場合から行っている場合の感染の差分は0を超えた値なので，各々の予防方法未実施の方が感染の割合が高くなることを示している．たとえば，マスク着用は，着用していないと12.38倍感染のリスクが高く，また，マスク着用により感染割合を6.81%減らすことができる．すなわち，1万人あたり681人の感染予防ができることが示されている.

3. オッズ比

　オッズ（Odds＝比）とは，「見込み」のことで，ある事象が起きる確率pと，その事象が起きない確率$(1-p)$との比$(p \div (1-p))$であり，ギャンブル（例：競馬）などで古くから使用されている．たとえば，勝つ確率を60%とすると，勝つオッズは，$60\% \div (1-60\%) = 60\% \div 40\% = 1.5$となる.

　オッズ比（odds ratio：OR）とは，コホート研究（4章-5）における疾病頻度（罹患率，累積罹患率，死亡率など）のオッズ比と，症例対照研究（4章-4）における曝露のオッズ比がある．前者は曝

表5　コホート研究におけるオッズ比のモデル

		発症	
		あり	なし
曝露要因	あり	a	b
	なし	c	d

→ 「たすきがけ」という

表6　症例対照研究におけるオッズ比のモデル

		症例群 （疾病有）	対照群 （疾病無）
曝露歴	あり	a	b
	なし	c	d

→ 「たすきがけ」という

露群の疾病オッズと非曝露群の疾病オッズの比であり，後者は症例群の曝露オッズと対照群の曝露オッズの比である．それぞれ変形すると以下のような「たすきがけ」の式で求められ，コホート研究でも症例対照研究でも式は同じになる（表5，6）．

[コホート研究（表5）の疾病オッズ比]

曝露群が疾病を発症する確率 ＝ $a \div (a+b)$

曝露群が疾病を発症しない確率 ＝ $b \div (a+b)$

曝露群が疾病を発症するオッズ ＝ $a \div b$

非曝露群が疾病を発症する確率 ＝ $c \div (c+d)$

非曝露群が疾病を発症しない確率 ＝ $d \div (c+d)$

非曝露群が疾病を発症するオッズ ＝ $c \div d$

$$疾病オッズ比 = \frac{曝露群が疾病を発症するオッズ}{非曝露群が疾病を発症するオッズ} = \frac{a \div b}{c \div d} = \frac{a \times d}{b \times c}$$

[症例対照研究（表6）の曝露オッズ比]

症例群における曝露歴ありの確率 ＝ $a \div (a+c)$

症例群における曝露歴なしの確率 ＝ $c \div (a+c)$

症例群における曝露歴ありのオッズ ＝ $a \div c$

対照群における曝露歴ありの確率 ＝ $b \div (b+d)$

対照群における曝露歴なしの確率 ＝ $d \div (b+d)$

対照群における曝露歴ありのオッズ ＝ $b \div d$

$$曝露オッズ比 = \frac{症例群における曝露歴ありのオッズ}{対照群における曝露歴ありのオッズ} = \frac{a \div c}{b \div d} = \frac{a \times d}{b \times c}$$

a. オッズ比が相対危険に近似する条件

　症例対照研究では，想定される母集団から，ある疾病に罹患した者（症例）と，罹患していない者（対照）を選ぶことから始まり，それぞれにおける過去の曝露状況を比較する．したがって，曝露群と非曝露群の各々の疾病頻度の情報が必要な相対危険や寄与危険を直接計算することができな

表7　労働関連の骨格筋系障害（腰痛など）

	症例群	対照群
在宅医療従事者	31	69
事務職員	34	166

(Riccò M et al：Back and neck pain disability and upper limb symptoms of home healthcare workers：a case-control study from Northern Italy. Int J Occup Med Environ Health **30**：291-304, 2017 より作成)

い.

　その代わりにオッズ比を相対危険の近似値として用いることが可能であるが，対象疾患の疾病頻度がまれであることと，症例群と対照群がともに想定される母集団中の症例と対照を代表していることが条件としてあげられる.　疾病頻度がまれであると，表5のaとcは各々bとdよりかなり小さい値となり，曝露群a＋bはb，非曝露群c＋dはdに近似し，オッズ比の式と一致する.

$$相対危険 (RR) = \frac{a \div (a+b)}{c \div (c+d)} \fallingdotseq \frac{a \div b}{c \div d} = \frac{a \times d}{b \times c} = オッズ比 (OR)$$

b. 疫学研究事例

【論文】Riccò M et al：Back and neck pain disability and upper limb symptoms of home healthcare workers：a case-control study from Northern Italy. Int J Occup Med Environ Health **30**：291-304, 2017

　概　要：在宅医療従事者は事務職員と比較して，腰痛などの労働関連の骨格筋系障害のリスクが高いかを症例対照研究にて検討した (表7).

　　症例群における曝露歴ありのオッズ＝a÷c＝31÷34
　　対照群における曝露歴ありのオッズ＝b÷d＝69÷166

$$オッズ比 (OR) = \frac{a \div c}{b \div d} = \frac{31 \div 34}{69 \div 166} = 2.19$$

　OR＞1より，在宅医療従事者は事務職員と比較して，労働関連の骨格筋系障害のリスクが高いという結果が示された.

C　指標の比較

　集団の死亡率を比較する場合，高齢者が多い集団と若年者が多い集団では，一般的に高齢者のほうが若年者より死亡率は高いので，高齢者が多い集団のほうが死亡率は高くなる.　このように，死亡率は死亡を促進する要因だけではなく年齢構成に大きく影響を受ける.　そのため，両者の集団の死亡率を比較する場合は年齢構成を揃えて行われ，このことを標準化といい，年齢構成をそろえた死亡率を年齢調整死亡率という.　なお，年齢調整を行っていない死亡率は粗死亡率といい，単に死亡率ともいう.　また，死亡以外にも有病などについても同様に計算できる.

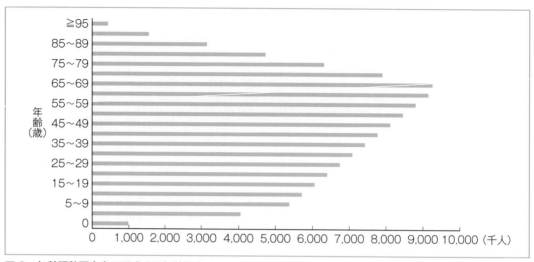

図9　年齢調整死亡率の平成 27 年基準人口
(厚生労働省：基準人口の改訂に向けた検討会，2020 より作成)

1. 年齢調整死亡率 (直接法)

　観察集団の年齢別死亡率が，基準集団の年齢分布で起きた場合，全体の死亡率がどうなるかを求める．国際比較，日本の人口動態統計における年次推移など観察集団の人口規模が大きい場合に用いられる．人口規模が小さい観察集団の場合，死亡数の変動の影響を受けやすい．

年齢調整死亡率 (直接法)

$$= \frac{(観察集団の年齢別死亡率 \times 基準集団の年齢別人口) の各年齢別の合計}{基準集団の総人口}$$

(分子は観察集団において，年齢別人口が基準集団と同じと仮定した場合の死亡数)
　日本の人口動態統計においては年齢調整死亡率 [age-adjusted mortality (death) rate] の基準人口として，平成 27 年 (2015 年) 平滑化人口が用いられるようになっている (図9)．

2. 標準化死亡比 (間接法による年齢調整)

　観察集団の実際の死亡数を，観察集団が基準集団の年齢別死亡率と同じと仮定した場合の死亡数 (期待死亡数) と比較する．観察集団の年齢別人口のデータを用いるが，年齢別死亡率のデータは必要ない．観察集団の人口が少ない場合，市区町村などの地域比較に用いられることが多い．比そのままで表す場合と，100 倍して表す場合 (厚生労働省統計) がある．

標準化死亡比 (SMR)

$$= \frac{観察集団の実際の死亡数}{(基準集団の年齢別死亡率 \times 観察集団の年齢別人口) の各年齢別の合計} \; (\times 100)$$

(分母は期待死亡数．観察集団において，年齢別死亡率が基準集団と同じと仮定した場合の死亡数)

表8　年齢調整死亡率の計算例

年齢別	基準集団			観察集団			（調整）死亡数	期待死亡数
	人口	死亡数	死亡率（%）	人口	死亡数	死亡率（%）		
40歳未満	800	16	2.0	200	2	1.0	8	4
40～64歳	400	8	2.0	500	5	1.0	4	10
65歳以上	100	8	8.0	1,200	60	5.0	5	96
合計	1,300	32	2.5	1,900	67	3.5	17	110
	a	b	c	d	e	f	g	h

3. 年齢調整死亡率の計算例 （表8）

　基準集団：高齢者が少ない．全体の死亡率：2.5%（1年あたりの率を想定し，%で示している）
　観察集団：高齢者が多い．　全体の死亡率：3.5%（1年あたりの率を想定し，%で示している）
　全体の死亡率は観察集団のほうが基準集団より高いが，年齢別にみると，いずれも観察集団のほうが基準集団より死亡率は低い．

a. 年齢調整死亡率（直接法）

　観察集団が基準集団と同じ年齢分布だとしたら，死亡数は何人か．

　　年齢別（調整）死亡数（g）＝観察集団の年齢別死亡率（f）×基準集団の年齢別人口（a）

　　観察集団の年齢調整死亡率＝（調整）死亡数の合計÷基準集団人口合計＝17÷1300＝1.3%

　基準集団の死亡率のほうが観察集団の年齢調整死亡率より高い．

b. 標準化死亡比（standardized mortality ratio：SMR）

　観察集団が基準集団と同じ年齢別死亡率だとしたら，死亡数は何人か．

　　年齢別の期待死亡数（h）＝基準集団の年齢別死亡率（c）×観察集団の年齢別人口（d）

　　標準化死亡比（SMR）＝観察集団の死亡数合計÷期待死亡数合計×100＝（67÷110）×100＝60.9

　観察集団の実際の死亡数より，基準集団の年齢別死亡率と仮定した場合の期待死亡数のほうが多い．

4. 疫学研究事例

例1）わが国の粗死亡率と年齢調整死亡率の年次推移

【統計】人口動態統計

　概　要：近年は，高齢化により死亡率の高い高齢者の死亡者が多くなり，（粗）死亡率は増加している．全死亡のうち，75歳以上の占める割合は，1947年時は11%であったが，年々増加しており2021年には77%になっている（図10）．

　高齢者の増加の影響を除いた年齢調整死亡率（直接法）では，男女ともに年々減少している．わ

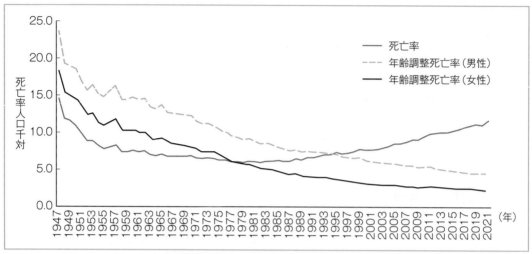

図10　わが国の（粗）死亡率と年齢調整死亡率の年次推移
（厚生労働省：人口動態統計（確定数）の概況 2021 年より作成）

表9　宇宙飛行士のコホートによる死因別標準化死亡比（n=338）

死　因	観察された死亡数	期待死亡数	SMR
肺がん	1	8.71	11
悪性黒色腫（皮膚がん）	3	0.59	508
すべてのがん	20	27.7	72
皮膚以外のがん	17	27.11	63
全死亡	65	99.14	66

（Reynolds R et al：Cancer incidence and mortality in the USA Astronaut Corps, 1959-2017. Occup Environ Med **78**：869-875, 2021 より作成）

が国の人口動態統計では，基準人口は 1985 年の人口を用いていたが，近年，基準人口は 2015 年の人口に変更となった．

例2）宇宙飛行士のコホートによる死因別標準化死亡比

【論文】Reynolds R et al：Cancer incidence and mortality in the USA Astronaut Corps, 1959-2017. Occup Environ Med **78**：869-875, 2021

　観察集団：米国宇宙飛行士 338 人，1959 年〜2013 年に抽出，平均追跡期間 28.4 年

　基準集団：米国一般集団

　宇宙飛行士は一般集団と比較して癌が発症しやすいかについて調査を行った．

　皮膚癌の一種である悪性黒色腫（メラノーマ）は SMR 508 で 100 以上なので，一般集団と比較して死亡率が高く，それ以外の死因は SMR 100 未満のため，一般集団と比較して死亡率が低かったことが示されている（表9）．宇宙飛行士が悪性黒色腫のリスクが高かったのは紫外線の量によるもので，他の死因のリスクが低かったのは健康的な生活習慣によるのではないかと考えられている．

✎ レポート課題

1. 調査での次の質問はどの指標を聞き取っているでしょうか．理由とともに考えてみましょう．
   ① 「過去2年間に〇〇に罹患しましたか？」
   ② 「あなたは現在，〇〇に罹患していますか？」
2. 相対危険と寄与危険の予防医学における意義をまとめてみましょう．
3. 実際のデータを使って，年齢調整死亡率を計算してみましょう．

4章 疫学研究デザイン

イントロダクション

疫学研究デザインには，表1に示すように大きく観察研究と介入研究に分類でき，それぞれ種類がある.

4章の各項で詳細に説明する.

表1 **疫学研究デザインの分類/種類**

観察研究 (observational study)
記述疫学 (descriptive epidemiology) 生態学的研究 (ecological study) 横断研究 (cross-sectional study) 症例対照研究 (case-control study) コホート研究 (cohort study)
介入研究 (intervention study)
ランダム化比較試験 (randomized controlled trial：RCT) 非ランダム化比較試験 (non-randomized controlled trial：non-RCT)

・狭義の記述疫学に加えて，生態学的研究，横断研究を含めて広義の記述疫学とすることもある.
・症例対照研究，コホート研究，またはそれに生態学的研究，横断研究を含めて，またはさらに介入研究を含めて分析疫学 (analytical epidemiology) ということもある.

4章-1 記述疫学

学修のポイント

- 記述疫学とは，対象集団の健康状態や疾病の数，頻度や分布を観察する研究である．
- おもに人，場所，時間の観点から，数，頻度や分布を観察し記述する．
- 疫学研究の第一ステップであり，その結果から，疾病発生と関連していると疑われる要因について仮説を設定する．
- 集団における疾病負荷の大きさを測ることも目的の1つである．

A 概要・方法

記述疫学（descriptive epidemiology）とは，対象とする集団の健康状態や疾病の数，頻度や分布を，人，場所，時間の面から観察する研究である．疾病発生の予防対策を講じるためには，はじめに疾病発生の頻度や分布の特徴に関する疫学的な特性を示すことが大切である．疾病発生に関して，だれが罹患しているのか（人），どこで起きたか（場所），いつ起きたのか（時）について，詳細で正確な観察と記述を行う．その記述結果に基づいて，疾病発生と関連していると疑われる発生要因（仮説要因）を用いて，仮説を設定できる．主な記述要因について，人，場所，時の3つの観点から，表1に示す．

また，対象集団における当該疾患の疾病負荷（disease burden）の大きさを測ることも目的の1つであり，その統計量はしばしば公衆衛生上の政策判断の根拠に用いられる．たとえば，日本ではがん患者がどのくらい存在するのかを，地域ごとにがんの種類，年齢や性別に基づいて，有病者数を推計することは，がん対策において医療資源を適正に配置するなど医療計画の策定に重要である．記述疫学で得られた統計量は，優先課題の把握や施策の評価などへの活用も含め，公衆衛生上の政策判断の根拠に用いられる．

表1 主な記述要因とその目的

1. 人（だれ） 疾病の発生頻度や分布を人の特性（性，年齢，人種など）別に観察	・生物学的要因	性，年齢（この2つは基本かつ重要な要因），国籍，人種，民族，遺伝，両親の年齢，家族歴など
	・社会経済的要因	職業，教育歴，年収，宗教，生活水準，居住地，住居環境，配偶関係など
2. 場所（どこで） 疾病の発生頻度や分布を地域別に観察	・国際比較	
	・国内比較（地方，都道府県，二次医療圏，市区町村，メッシュなどの単位）	
	・南北差，都市・農村差など	
3. 時（いつ） 疾病の発生頻度や分布を時間的（経時的傾向，周期性変化など）に観察	・年次変化	
	・長期的変化：数年〜数十年の長期間にわたる変化	
	・周期変動：特定の周期で生じる変動	
	・季節変動：変動が月または季節単位	

B 長所

わが国では，死亡・死因は人口動態統計を通じて全数登録されているため，死亡を指標とする記述疫学は，すべての疾患で比較的容易にかつ正確に実施できる．

C 短所

一方，罹患について国の登録制度があるものは，がんや一部の感染症（感染症法上の1～4類感染症と，5類感染症のうち全数把握疾患）など限られている．疾病登録事業では，特定の傾向をもつ人たちだけが登録されたり，抜け落ちてしまうこと（選択バイアス）を防ぐためにも，登録率を100%に近づける必要がある

「時」では，診断技術や登録精度の変化が大きく影響する．たとえば，脳血管疾患での出血や梗塞を明確に鑑別できるようになったのは，CTなどの画像診断が普及してからである．また，がんの2015年症例までを扱っていた地域がん登録では，都道府県におけるがん疾患の登録精度の時間的な変化が，統計上のがん罹患に影響を与えた．しかし，2016年症例から全国がん登録へ移行し，病院や指定された診療所からの届け出が義務付けられたことで，登録精度の飛躍的な向上がみられた．疾患の発生頻度について，時間的な変化について記述する場合は，診断技術や登録精度を考慮する必要がある．

D 疫学研究事例

1. 「人（だれ）」に関する要因

例1）人種別乳児死亡率

【論文】Ely DM, Driscoll AK：Infant mortality in the United States, 2019：data from the period linked birth/infant death file. Natl Vital Stat Rep **70**：1-18, 2021

結果：アメリカにおける人種別の乳児死亡率（出生1,000対）は，アフリカ系が一番高く，ハワイ先住民・太平洋諸島系，ネイティブアメリカン・アラスカ先住民系，ヒスパニック系，白人，アジア系の順に低い．アフリカ系は白人と比べ，2倍以上も乳児死亡率が高く，人種間により死亡率に差がある（図1）．

仮説：人種の影響に加えて，出生前の受診状況や医療機関サービスへのアクセスなど人種により異なる要因があるかもしれない．

2. 「場所（どこで）」に関する要因

例2）脳血管疾患の年齢調整死亡率（人口10万人対）の都道府県別比較

【資料】厚生労働省：平成27年都道府県別年齢調整死亡率の概況

結果：死亡率は東高西低の傾向があり，特に東北，関東北部，信越北部で高く，西日本は低い（図2）．

仮説：食習慣（塩分摂取），飲酒量や寒冷などの地域による環境要因の違いが脳卒中死亡率に関連しているかもしれない．また，都道府県による脳血管疾患に対する予防対策や救急医療の優先順

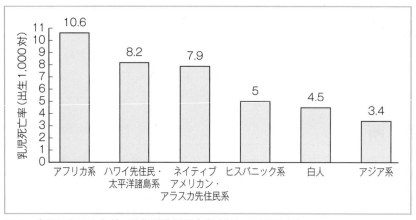

図1　米国における人種・民族別乳児死亡率（出生1,000対）
＊ヒスパニック系以外の各人種カテゴリーはすべて非ヒスパニック系である．
（Ely DM, Driscoll AK：Infant mortality in the United States, 2019：data from the period linked birth/infant death file. Natl Vital Stat Rep **70**：1-18, 2021 を基に作成）

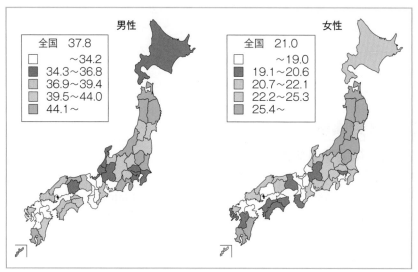

図2　都道府県別にみた脳血管疾患の年齢調整死亡率（人口10万人対）の比較
（厚生労働省：平成27年都道府県別年齢調整死亡率の概況より作成．脳血管疾患の死亡率順に都道府県を5分位に分け示した）

位が異なっているかもしれない．

3. 「時（いつ）」に関する要因

例3）大腸がん年齢調整死亡率・罹患率（人口10万人対）の年次推移

【資料】死亡率：国立がん研究センターがん情報サービス「がん統計」（人口動態統計）/人口動態統計（厚生労働省大臣官房統計情報部），罹患率：国立がん研究センターがん情報サービス「がん統計」[全国がん罹患モニタリング集計（MCIJ）]/山形・福井・長崎各県の地域がん登録

　結果：大腸がんの罹患率および死亡率ともに1990年半ばまで増加傾向であった．大腸の部位別

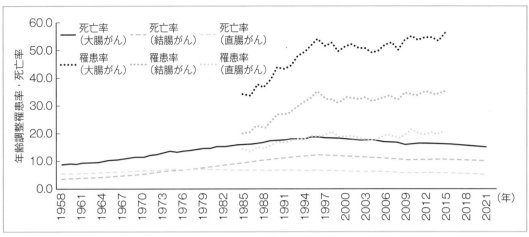

図3　大腸がん年齢調整罹患率・死亡率（人口10万人対）の年次推移
がん罹患年次推移データについては，がん登録精度が高精度地域（山形，福井および長崎）の実測値を用いた（1985年〜2015年）．年齢調整罹患率・死亡率ともに基準人口は昭和60年（1985年）モデル人口を使用した．
（国立がん研究センターがん情報サービス（https://ganjoho.jp/reg_stat/index.html）より作成（最終アクセス2023年2月10日）

（結腸と直腸）では，結腸がんの罹患率と死亡率の増加が，直腸がんより大きい．2000年代より大腸がんの罹患率上昇は止まり，死亡率はわずかに減少傾向に転じた（図3）．

　仮説：経済発展に伴う食生活の欧米化（高タンパク・高脂肪食の傾向）が罹患率や死亡率の経時的な上昇と関係するのではないか．老人保健事業に基づき1992年より市町村が開始した大腸がん検診によるがん予防効果（前がん病変のポリープ切除など）が，2000年代の死亡率漸減に関係するのではないか．大腸の部位でがん発生や予防の要因や機序が異なるのではないか．

 社会における記述疫学の役割

　2019年12月，中国の武漢市で初めて感染が確認された新型コロナウイルス感染症は，世界的な流行となった．その際に，多くの記述疫学が実施された．陽性者の性，年齢，国籍，推定感染経路および地域，症状，重症例の基礎疾患の有無などを明らかにすることで，疾患の特徴を把握することができた．さらに，日本では，陽性者の致命率（死亡者数を陽性者数で割った値）の推移を，変異株の流行状況とともに算出したことが，感染症法上の類型を2類感染症相当（当初は指定感染症，後に新型インフルエンザ等感染症）から5類感染症に変えることの政策判断材料として，大変重要な根拠になった．

 レポート課題

1. 興味のある疾患に関する記述疫学特性を調べてみましょう．
2. 1で調べた記述疫学特性をもとに，疾病発生と関連していると疑われる要因について，仮説を設定してみましょう．

4章-2　生態学的研究

学修のポイント

- 生態学的研究は，観察の単位を「集団レベル」とする研究デザインである．
- 関連の程度の評価には，一般的に相関係数が用いられるため，地域相関研究とも呼ばれる．
- 既存情報を用いた分析が行われることが多いため，安価かつ簡便に研究を行うことができる．
- 地域における保健医療政策の効果を評価するためにも用いられる．
- 個人レベルに類推して研究結果を受け入れてしまう「生態学的錯誤」に注意すべきである．

A　概要・方法

　生態学的研究 (ecological study) は，要因と疾病の関連を検討するための観察の単位が，「個人レベル」ではなく，「集団レベル」であるという特徴を有する．たとえば，日本の各都道府県における喫煙率の情報と脳血管疾患の死亡率の情報を用いて，喫煙と脳血管疾患による死亡との関連を調べるような研究が該当する．

　「疫学研究は，そもそも『集団』を対象に健康事象を評価するものではないのですか？」と疑問に思うかもしれないが，別途解説する横断研究，症例対照研究，コホート研究，介入研究では，観察の単位は「個人レベル」であり，対象者1人1人について，どのような曝露を受けているか，どのような疾病を有しているかなどを調査する．生態学的研究では，国，都道府県，市区町村などの「集団レベル」を観察の単位として，各地域の保健医療情報などを用いて検討する．関連の程度の評価には，一般的に相関係数が用いられるため，地域相関研究とも呼ばれる．

B　長　所

　国や自治体などが公表している公的データ（既存情報）を用いた分析が行われることが多いため，安価かつ簡便に研究を行うことができる．研究に要する時間も少なくすむため，原因が明らかでない疾病や，個人レベルの情報が入手しにくい要因（例：大気汚染の程度，気候など）を扱う場合も，比較的取り組みやすいといえる．さらに，国レベルでさまざまな特性と疾病の保有状況を検討する場合は，曝露や疾病の変動幅を大きく確保できることから，関連を検出しやすくなると期待できる．

　観察の単位が「集団レベル」であることから，地域における保健医療政策の効果を評価するためにも用いることができる．

C　短　所

　既存情報を用いることが多いため，研究で扱う要因や疾病について，研究者が真に知りたい情報を入手できないことがある．

　さらに，重要な短所として，生態学的研究により集団レベルで関連が認められたとしても，個人レベルではその関連が必ずしも当てはまるわけではない．にもかかわらず，研究結果がわかりやすいという側面から，読み手が個人レベルに類推して研究結果を受け入れてしまうという現象が生じ，これを生態学的錯誤（ecological fallacy）という．後述する研究事例で示した結果から，「食塩摂取の多い人は，血圧が高くなる危険性があることが示された」と解釈することはできず，仮説の設定にとどまる．生態学的研究で得られた推論が個人にも当てはまるかどうかを調べるためには，観察の単位が個人レベルである研究デザインを用いて，あらためて調査を行う必要があるし，そのような限界点を含めて研究結果を提示するのが適切である．

D　疫学研究事例

例）国別にみた 1 人あたりの食塩摂取量と高血圧の頻度との関連

【論文】Dahl LK：Possible role of chronic excess salt consumption in the pathogenesis of essential hypertension. Am J Cardiol **8**：571-575, 1961

　概　要：1 人あたりの食塩摂取量が高い国ほど，高血圧の頻度が高いという関連が示された（図1）．食塩の過剰摂取が血圧の上昇をまねくかもしれないという仮説が設定された（同時変化法）．

　なお，本論文中では相関係数の数値は示されていないが，本図からみて，相関係数を計算できることは明らかである（「10 章　疫学で用いられる統計学的方法とその解釈，C-1．相関係数」参照）．

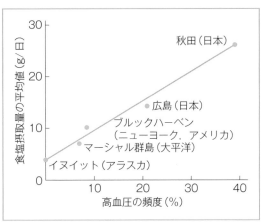

図 1　国別にみた 1 人あたりの食塩摂取量と高血圧の頻度との関連

（Dahl LK：Possible role of chronic excess salt consumption in the pathogenesis of essential hypertension. Am J Cardiol **8**：571-575, 1961 より引用）

BCGワクチンと新型コロナウイルス感染症

　2020年春，新型コロナウイルス感染症（COVID-19）のワクチン開発の見通しがまだ立たない頃，「BCGワクチン接種率が高い国ほど，COVID-19の罹患率・死亡率が低い」という報告が相次いだ．Millerらによるプレプリント論文（査読を経ていない論文）が最初の報告とされている（文献）．

　この事象を読んで，これは生態学的研究であり，「BCGワクチンを接種すればCOVID-19を予防できる」と解釈するのは誤りである，と気付けただろうか？　現実には，メディアなどで頻繁に取り上げられたため，本来は乳幼児に接種すべきBCGワクチンの供給不足が生じかねないという事態に至った．生態学的研究の結果から言えること，言えないことを知っておくのは，科学的思考の観点からも重要である．

　BCGワクチンとCOVID-19の関連については，その後も，多くの類似研究が論文として公表された．交絡因子と考えられる要因の情報も網羅的に入手して調整を行うなど，複雑な分析結果を洗練された図とともに示している研究もあり，思わず個人レベルの関連に類推してしまいそうになる（生態学的錯誤，ecological fallacy）．しかし，生態学的研究である以上，すべての因子の情報は「集団レベルで丸めた（平均化された）数値」であるため，交絡調整を行ったとしても，個人レベルの関連を明らかにすることは困難である．

（文献）Miller A et al：Correlation between universal BCG vaccination policy and reduced morbidity and mortality for COVID-19：an epidemiological study.medRxiv 2020.03.24.20042937

 原子論的錯誤

　本項で解説した生態学的錯誤（ecological fallacy）の対極にある概念として，個人レベルでの分析結果を用いて集団レベルでの関連を論じる場合に生じる錯誤を原子論的錯誤（atomistic fallacy）という．そこで，横断研究やコホート研究などのデータについて，個人レベルと集団レベルの影響を合わせて検討するためにマルチレベル分析などの手法が用いられる．

 レポート課題

1. 国や自治体から公表されている公的情報を用いて，どのような生態学的研究ができるか考えてみましょう．
2. メディアなどで報道された生態学的研究事例があれば，結果の解釈が適切に述べられているか調べてみましょう．

4章-3 横断研究

学修のポイント

- ●観察の単位は「個人」である.
- ●有病率を用いて要因と疾病の関連を調べるので,有病研究とも呼ばれる.
- ●関連の程度の評価に,相関係数,有病率比,オッズ比を用いる.
- ●時間,費用,労力が比較的小さく,多要因,多疾病に関する調査が可能である.
- ●因果の逆転が起こりやすく,因果関係まで言及できない.

A 概要・方法

横断研究(cross-sectional study)は,個人を観察単位として,一時点(断面)の観察に基づいて,原因(と仮説している要因)と結果(疾病罹患)の関連を評価する研究デザインである.断面研究ともいう.

問診,健診,質問票などを用いて,観察集団の一人ひとりについて,「要因曝露の有無(あるいはその水準)」と「疾病あるいは健康異常の有無」を同時に調べる.解析の過程で,その集団における「要因曝露者割合」や「有病率」を推定する.そして,仮説要因と疾病の関連性を,散布図,相関係数,分割表(クロス表),有病率比,オッズ比などで示す(表1).

横断研究では,疾病の新発生(罹患)でなく,疾病状態にある者(有病)の数を測定する.そのため,有病研究とも呼ばれる.肥満(症),糖尿病など,発生時点が不明瞭な疾病の罹患率を測定することはむずかしい.その場合に,横断研究を実施し,便宜的に有病率を測定することが多い.

表1 運動習慣と肥満との関連(仮想)

調査時の運動習慣	肥満群(BMI≧25)(人)	正常群(人)	計(人)	疾病オッズ比	95%信頼区間
なし	360(30.0%)	840(70.0%)	1,200	1.71	[1.36〜2.17]
あり	120(20.0%)	480(80.0%)	600	1	
計	480	1,320	1,800		

 繰り返し横断研究

ある地域などで,毎年や数年ごとに,毎回,無作為抽出をして調査を行う,繰り返し横断研究という研究方法もある.国民健康・栄養調査や,自治体による健康増進計画のための調査などがその例である.この方法は,横断研究というよりは,その地域での有病率や生活習慣の状況などの推移をみるもので,記述疫学に分類される.

B　長　所

調査に要する時間，費用，労力が比較的少なく実施できる．調査時点での曝露状況を把握するため，情報が正確である．複数要因，複数疾病について評価可能である．

C　短　所

原因（曝露）と結果（疾病発生）の時間的前後関係が必ずしも明確でないため，曝露と疾病に関連があっても，因果関係を論じることはむずかしい．たとえば，健康診断受診者を対象として，運動習慣と肥満度との関係について調べた結果，運動習慣のない者では肥満者の割合が高かったとする（表1）．この場合，運動習慣がないために肥満になったのか，肥満であるために運動しなくなったのか（因果の逆転），因果に両方向があり判断できない．性，人種などの先天的要因，家族歴など曝露状態が長期間変化しない要因の場合，この短所はない．

罹患率を推定できないことも短所である．通常の横断研究は新規罹患を調査するものではないためである．また，有病率は，罹患率が一定でも早く亡くなったり，早く治癒したりすると低くなり，有病期間に影響される．曝露が有病期間に影響する場合，有病率比，オッズ比は，曝露と疾病罹患の関連を評価するための妥当な推定値とならない．誤って，その要因を疾病発生に影響する要因と解釈してしまう可能性がある．たとえば，「所得が低いとがん有病率比が低い」という結果がでた場合，十分な治療が受けられずに早く亡くなっている状況も考えられるため，所得が低いほうが健康状態が好ましいとは言えない．

D　疫学研究事例

例）笑いの頻度と脳卒中（有病状況）との関連

【論文】Hayashi K et al：Laughter is the best Medicine？ a cross-sectional study of cardiovascular disease among older Japanese adults. J Epidemiol 26：546-552, 2016

　概　要：全国30市町村の地域居住高齢者を対象として，日常的な笑いの頻度と脳卒中既往歴との関連を調査した．その結果，日常的な笑いの頻度が少ない群で脳卒中有病率が高かった（表2）．

しかし，この結果から，日常的な笑いの頻度が少ないことが脳卒中の危険因子であると結論づけることはできない．笑いの頻度が少なかったから脳卒中になったのか，脳卒中になったから笑いの

表2　笑いの頻度と脳卒中との関連

調査時の笑いの頻度	脳卒中（人）		計	有病率比	95%信頼区間
	あり	なし			
ほとんどない	102　(6.4%)	1,490　(93.6%)	1,592	2.56	[2.03-3.24]
1〜3日/月	104　(4.2%)	2,368　(95.8%)	2,473	1.68	[1.33-2.12]
1〜5日/週	244　(3.1%)	7,593　(96.9%)	7,837	1.24	[1.04-1.49]
ほとんど毎日	226　(2.5%)	8,807　(97.5%)	9,033	1.00	
計	676	20,258	20,934		

（Hayashi K et al：Laughter is the best Medicine？ a cross-sectional study of cardiovascular disease among older Japanese adults. J Epidemiol 26：546-552, 2016 を基に作成）

頻度が少なくなったのか，その時間的関係を明らかにすることができないからである．笑いの頻度と脳卒中との因果関係を結論づけるためには，笑いの頻度が少ない者に脳卒中の発生が多い（罹患リスクが高い）ことを縦断研究で観察する必要がある．

 レポート課題

1. 症例対照研究と横断研究の違いについて調べてみましょう．
2. 表 2 について，(a) 疾病オッズ比，(b) 曝露オッズ比を求めてみましょう．
   （疾病オッズ比，曝露オッズ比については，「第 3 章-B：関連を表す指標」を参照）

4章-4 症例対照研究

学修のポイント

- 症例対照研究は，疾病に罹患した人（症例）とその疾病に罹患していない人（対照）の間で，過去にさかのぼって要因への曝露状況を比較する観察研究デザインである．
- 要因と疾病の関連は，相対危険の近似値として「オッズ比」を算出して評価する．
- まれな疾病や曝露から診断までの期間が長い疾病の原因調査に適している．
- 症例や対照の選定に偏りがあるために生じる選択バイアス，過去の要因曝露に関する情報収集の過程で生じる情報バイアスに注意が必要である．

A 概要・方法

　症例対照研究（case-control study）は，疾病の原因（あるいは予防因子）を過去にさかのぼって調べる研究デザインである．図1に示すように，調査対象とする疾病Yに罹患した人を症例（case），その疾病Yに罹患していない人を対照（control）として登録し，それぞれ過去にさかのぼって調査対象とする要因Xへの曝露状況を観察して比較する研究手法である．要因Xと疾病Yとの関連は，相対危険の近似値として「オッズ比（Odds ratio）（正確には曝露オッズ比）」を算出

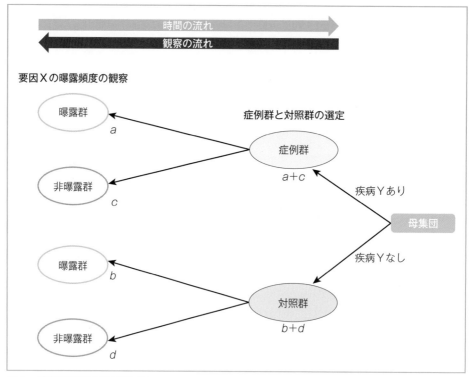

図1　症例対照研究のデザイン

して評価する.

1. 症例の選定

　症例の選定では，調査対象とする疾病を定義することが必要である.「○○年から○○年の期間に△△病院で××の診断を受けた者」のように，時・場所・人を明確に定義する.

　時の定義では，研究開始以降に疾病Yに罹患した患者（incident case）を将来に向かって登録するか，研究開始時点ですでに疾病Yを有する患者（prevalent case）のうち過去の一定期間内に罹患した患者を過去にさかのぼって登録するかを決定する.prevalent case を症例とした場合，限られた研究期間内で解析に耐えうる症例数を確保できるという利点がある.しかし，結果の解釈では以下の限界点がある.たとえば，疾病Yの原因として生活習慣Xの影響を検討することを目的とした症例対照研究で，過去3年以内に疾病Yの診断を受けた prevalent case を用いたとする.本来，疾病の原因を調べるためには，疾病を発症する前の生活習慣Xを調査する必要があるが，prevalent case では疾病Yの診断のために（あるいは疾病Yの症状のために）研究時点では生活習慣を変えているかもしれない.このため，疾病Yを発症する前の生活習慣を思い出しにくかったり（poor recall），「疾病を発症したために変化させた後の生活習慣」と「疾病」との関連を検出してしまう危険性（因果の逆転：reverse causality）がある.この poor recall や因果の逆転の可能性を最小限とするためには，incident case を症例として選定することが推奨される.

　場所の定義では，あらかじめ設定した地域集団の症例を登録するか（地域ベースの症例対照研究：population-based case-control study），特定の病院の患者から症例を登録するか（病院ベースの症例対照研究：hospital-based case-control study）を決定する.特定の病院の患者から症例を選定するのは比較的容易であるが，当該地域の症例すべてがその病院を受診するとは限らないため，選択バイアスの懸念がある.たとえば，当該地域の症例のうち，より重症な患者がその病院を受診しているかもしれない.したがって，特定の病院の患者から症例を登録する場合は，症例の代表性の観点から選択バイアスの有無を考察すべきである.

2. 対照の選定

　対照の選定では，対照の曝露状況が一般集団の曝露状況を表すように「疾病Yに罹患していない者から無作為に選定する」ことが望ましい.症例が選定される元となった集団を仮想的な母集団（source population）とみなして，対照も同じ母集団から選定する.簡単にいうと，「調査対象の疾病Yに罹患した場合に，症例として研究対象者になる者」が対照となる.たとえば，地域ベースの症例対照研究では，症例と同じ地域に居住する者が母集団と考えられるため，症例と同じ住所地の住民基本台帳，選挙人名簿などから対照を選択する（住民対照）.また，病院ベースの症例対照研究では，症例と同じ病院を受診する患者が母集団と考えられるため，症例と同じ病院の受診者リスト，入退院患者リストなどから対照を選択する（病院対照）.

　住民対照を設定する場合，代表性は高いが，協力率が低くなるかもしれない.また，健康な人ほど疾病に対する関心が薄いので，食事の内容など疾病と関連する経験について症例ほど覚えていない（要因への曝露状況に関する思い出しの程度が症例と異なる）可能性がある.特別な例として，症例の親族，隣人，同僚，学校の同級生などから対照を選ぶ場合もある.この場合，調査への協力が得られやすいが，要因への曝露状況や住居地，社会経済状況が症例と類似しているなど，対照群

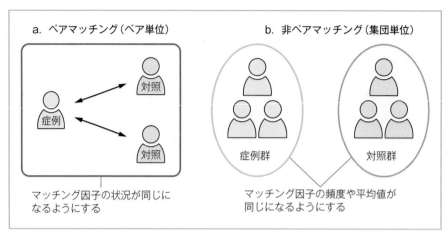

図2　ペアマッチングと非ペアマッチング

の背景因子の分布が母集団とは異なることで選択バイアスを生むかもしれない.

　病院対照を設定する場合,病院の患者であるので調査への協力が得られやすく,要因への曝露状況に関する思い出しが症例と同程度になることが期待できる.また,診療情報や血液などの生体試料の得やすさも,症例とほぼ同じという利点がある.しかし,多数の診療科を標榜する大規模病院で実施する場合,どの診療科から対照を選定すべきかという問題に直面する.病院の全患者から無作為に選定することを理想として,特定の疾病に集中することがないように,できる限り多くの診療科から偏りなく選定する.ただし,調査対象の要因に関連する病名の患者から対照を選定すると結果の解釈が困難になる.たとえば,肺がんの原因として飲酒の関連を調べることを目的とした研究で,肺がんの症例に対してアルコール性肝硬変の対照を選定すると,飲酒が肺がんに予防的という結果が導かれると予想されるが,これは対照の選択バイアスによる見かけ上の関連といえる.

　対照を選定する際に「マッチング」を行う場合がある.マッチングは交絡を制御する方法の1つである.年齢や性別は疾病の危険因子を検討する際の一般的な交絡因子であるため,マッチングさせることが多い.マッチングには,個々の症例に対して同様のマッチング因子を有する対照を対として選定するペアマッチング(個別マッチングともいう)と,登録された症例全体におけるマッチング因子の保有割合と同じ分布になるように対照群を選定する非ペアマッチング(頻度マッチングともいう)の手法がある(図2).ペアマッチングの例として,60歳・男性の症例に対して,60歳・男性の対照を選定すると,症例群と対照群で年齢や性別の分布が同様となるため,年齢や性別以外の危険因子に焦点を当てた検討ができる.しかし,当然のことながら,マッチング因子の影響は評価できない.症例と対照の人数比は,1症例に対する対照の人数が多いほど仮説検証の検出力は高まるが,1:4以上になると検出力の上昇はほとんど期待できなくなる.

　前向きコホート研究を利用した症例対照研究として,コホート内症例対照研究(「4章-5」のコラム参照)がある.コホート内症例対照研究では,追跡期間中に疾病Yに罹患したものを症例とし,追跡期間中に疾病Yに罹患しなかったものから対照を選定する.コホート内で行うため症例が選定される元となった集団から対照が選定されていることが明らかであり,症例と対照の選択バイアスが少ない.また,症例も対照もコホート研究の開始時に取得した試料・情報を使うので情報バイアスが入りにくい,試料測定の対象が限定されるので調査費用が少なくて済むという利点がある.

3. 情報収集

調査対象とする要因 X への曝露状況について，症例と対照から同様に収集することが重要である．両群とも同じ基準で収集し，症例だけ特別に詳しく調べることがあってはならない．また，収集する要因 X の情報は，症例が疾病 Y を発症する以前の情報でなければ意味がない．疾病 Y の発症から診断までの期間を考慮して，発症以前の情報を収集する．なお，症例で Z 年前の情報を収集する場合には，対照も Z 年前の要因 X への曝露状況を収集する．情報収集は，本人や近親者から面接法，質問紙法などにより直接収集する方法や，病院診療録や健康診断結果など既存の記録から収集する方法がある．

4. 分析の方法

症例対照研究の結果は，表 1 に示す四分表を作成して評価する．

症例群での要因 X の曝露オッズ（「曝露あり」と「曝露なし」の比）は a/c，対照群での要因 X の曝露オッズは b/d となるため，症例群の曝露オッズと対照群の曝露オッズの比をとったオッズ比は $(a/c) \div (b/d) = (a \times d)/(b \times c)$ となる．

【例　題】

肺がん症例 100 人，非肺がん対照 200 人を対象とした症例対照研究で，過去の喫煙習慣を調査したところ，肺がん症例の 20 人，非肺がん対照の 10 人が「喫煙習慣あり」と回答した．この場合，「喫煙習慣」の「肺がん」に対するオッズ比は 20/80÷10/190＝4.8 となる．すなわち「喫煙習慣ありは，なしと比べて 4.8 倍，肺がんが多い」と解釈される．

なお，ペアマッチングを伴う症例対照研究では，症例と対照の対応関係を考慮した分析（条件付きロジスティック回帰モデルなど）でオッズ比を算出する．

表 1-1　**四分表 (2×2 分割表)**

	症例群 (疾病 Y あり)	対照群 (疾病 Y なし)
曝露 (要因 X あり)	a (X_1)	b (X_0)
非曝露 (要因 X なし)	c (N_1-X_1)	d (N_0-X_0)
計	a ＋ c (N_1)	b ＋ d (N_0)

X_1：症例群で要因ありの者，X_0：対照群で要因ありの者，N_1：症例群全体，N_0：対照群全体

表 1-2　**四分表 (例題)**

	肺がん症例 (n=100)	非肺がん対照 (n=200)
喫煙習慣あり	20 (20%)	10 (5%)
喫煙習慣なし	80 (80%)	190 (95%)

オッズ比＝肺がん症例の曝露オッズ (20/80)÷対照群での曝露オッズ (10/190)
＝4.8

B 長　所

　症例対照研究は，症例を特定することから始まるため，罹患頻度の低いまれな疾病や曝露から診断までの期間が長い疾病の原因調査に適している．たとえば，母乳哺育が潰瘍性大腸炎（罹患率：1.95/100,000 人年）の発生に及ぼす影響をコホート研究で調査すると，理論上 10 万人の出生児を 30 年以上追跡し，ようやく潰瘍性大腸炎患者を 60 人得ることができる．一方，症例対照研究では，潰瘍性大腸炎患者 60 人と適切に選定した対照から出生時の母乳哺育に関する情報を収集すれば，これらの関連を検討することができる．コホート研究に比べると，研究対象者数がはるかに少なく，研究に要する時間や労力，費用が少なくて済む．また，症例対照研究では過去にさかのぼって要因への曝露状況を収集するので，母乳哺育のみならず，多くの要因の影響を調べることができる．

C 短　所

　症例対照研究では，症例や対照の選定に偏りがあると選択バイアスが生じ，得られた結果の妥当性が低くなる．また，要因への曝露状況について，既存情報ではなく面接法や質問紙法などで情報を取得する場合，疾病を発症する前の曝露状況を思い出しにくいことで生じる情報バイアスが懸念される．また，その思い出しの程度が症例と対照で異なる場合，差異的誤分類（differential mis-classification）をまねく可能性もある．加えて，発症から診断までの期間を適切に考慮しなければ，因果の逆転が生じるかもしれない．このように，症例対照研究では，症例と対照の選定や情報収集の過程でさまざまなバイアスを生じる可能性があるため，慎重に研究計画を構築する必要がある．可能であれば，立案の時点で疫学者へのコンサルトが望ましい．

D 疫学研究事例

例 1）潰瘍性大腸炎の危険因子を調べた症例対照研究

【論文】Ohfuji S et al：Pre-illness isoflavone consumption and disease risk of ulcerative colitis：a multicenter case-control study in Japan. PLoS One **9**：e110270, 2014

　概　要：病院ベースの症例対照研究．症例は研究開始以降に新たに潰瘍性大腸炎の診断を受けた患者（incident case），対照は各症例に対して年齢（5 歳階級）・性別が対応する他疾患患者として，症例と同じ病院から選択した．潰瘍性大腸炎の発症から診断までの期間を考慮し，症例の発症前と考えられる 1 年前の食習慣を検討した．結果として，イソフラボンの高摂取で潰瘍性大腸炎発症に対するオッズ比が 2.06 に上昇するという関連を示した．

例 2）大腸がんに対する性ホルモンの影響を調べたコホート内症例対照研究

【論文】Mori N et al：Circulating sex hormone levels and colorectal cancer risk in Japanese post-menopausal women：The JPHC nested case-control study. Int J Cancer **145**：1238-1244, 2019

　概　要：地域ベースの前向きコホート研究を利用した症例対照研究．ベースとなる前向きコホート研究では，調査地域の閉経後女性を対象として，登録時に情報収集および血清保存を実施し，大腸がんの診断を前向きに追跡．このうち追跡期間中に大腸がんの診断を受けた者を症例，大腸がん

の診断を受けなかった者から対照を無作為抽出し，症例と対照の登録時の保存血清を利用して性ホルモンを測定．結果として，登録時のテストステロン高値の者で追跡期間中の大腸がん罹患リスクが 2.10 倍上昇することを示した．

 レポート課題

1. 乳がんの危険因子を検討する病院ベースの症例対照研究を立案してみましょう．
2. 立案した症例対照研究で，どのような限界点があるか，考えてみましょう．

4章-5　コホート研究

学修のポイント

- ある特定の要因とその後の疾病発生との関連を検討する観察研究である.
- 目的とする疾病に罹患していない集団を追跡し，曝露群と非曝露群で罹患率または死亡率を比較する.
- 曝露のリスク評価を，相対危険，寄与危険で行うことができる.
- 曝露と疾病発生の時間的順序が明確である，曝露に関する情報の妥当性が高い，まれな曝露にも適用可能，という長所がある.
- 多大な時間・費用・労力がかかる，まれな疾病の研究は困難である，疾病発生情報の妥当性が低くなる可能性がある，という短所がある.

A 概要・方法

1. コホート研究とは

コホート研究（cohort study）とは，ベースライン調査により特定の要因をもつ集団（曝露群）ともたない集団（非曝露群）を設定し，その後，追跡して両群の疾病罹患率または死亡率を比較する方法である．どのような要因をもつ者がどのような疾病に罹患しやすいかを究明し，かつ因果関係の推定を行うことを目的としている.

コホート（cohort）とは，一群となって行軍する古代ローマ兵士の集団を意味するラテン語に由来する言葉であり，疫学研究においては，一定期間にわたって追跡される集団という意味である．単にコホート研究といえば，現在から将来にわたって観察する前向きコホート研究（prospective cohort study）を指すことが多い（図1）（図中，後向きコホート研究については本項コラム参照）.

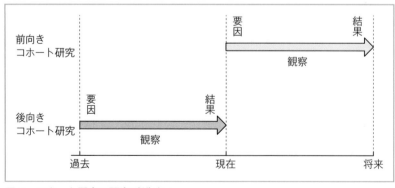

図1　コホート研究の研究デザイン

2. 対象集団の選定

コホート研究ではまず，観察対象集団（コホート）を設定する．研究テーマに適し，かつ追跡可能でなくてはならない．想定している母集団からの無作為抽出であることが望ましいが，実行可能性から希望者に参加してもらう有意抽出法に頼らざるをえないことが多い．その場合，研究参加者が母集団から大きく偏っていないか，代表性の検討を行う必要がある．検出力は疾病の発生数に強く依存するので，罹患率の低い疾病ほど，追跡期間が短いほど，調査人数は多く必要となる．

曝露は疾病の影響を受けていない（因果関係の逆転が起きていない）という前提を置くため，対象者がアウトカムとする疾病にすでに罹患している場合には，観察対象から除外する．疾病が診断される前に，疾病の影響で曝露がすでに変化している可能性を排除するため，曝露を測定してから一定期間の疾病発生を除外して分析することもある．

3. ベースライン調査

曝露情報を収集し，それに基づいて対象者を曝露群と非曝露群に群分けする．非曝露群は，相対危険や寄与危険を求める際の基準となる．曝露群と非曝露群の二群の比較だけではなく，曝露水準の異なる複数のグループに研究対象集団を分けて，曝露の程度による発生率の違いを検討することも可能である．非曝露群がない場合には，低曝露群を基準として高曝露群と比較する．

調査項目は，記述疫学や横断研究などによって設定された疫学的仮説，症例対照研究や先行研究の結果を考慮して決める．因果関係の推定をより確実なものにするためには，曝露とアウトカムの関連に影響を与える可能性のある交絡因子を，ベースライン時点でできる限り測定しておく必要がある．コホート研究は観察研究であるため，曝露の有無で二群に分けた場合，その曝露の有無以外にも多くの要因が異なっている可能性があるためである．

一般集団を非曝露群とみなして既存資料で得られる疾病頻度を利用して，曝露群との比較を行う方法もある．非曝露群の情報入手が容易であるという利点があるが，得られた結果が観察集団の偏りによる可能性，一般集団の中にも曝露した者が含まれてリスクが過小評価される可能性がある．

4. 追跡調査

対象者を追跡し，疾病の発生状況（罹患，死亡）を調査する．追跡率が低くなるとコホート研究としての意義が損なわれてしまう．コホート研究における対象者の追跡は長期にわたることが多いが，脱落を最小限にとどめることが重要である．脱落の理由が曝露やアウトカムとする疾病と関連している場合は，研究の妥当性に大きく影響するため，特に注意する必要がある．

 後向きコホート研究（回顧的コホート研究，retrospective cohort study）

過去に行われた既存の調査データをベースライン調査とみなして，その時点の要因と現在までの疾病罹患などのアウトカムを把握して分析する研究デザインである．本質的には前向きコホート研究と同じデザインだが，曝露とアウトカムの測定が研究開始時点ですでに完了している点が異なる．研究にかかる費用や時間が前向きコホート研究よりもはるかに少なくて済むという長所がある．しかし，すべてが測定済みであるため，研究者が研究の質をコントロールできないという短所もある．曝露情報とその後の疾病発生情報が既存のデータから得られる場合にのみ可能な研究デザインであり，有害業務を行う事業所など，曝露情報が比較的整備されている事例で実施されることが多くある．

表1　リスク*の評価

		疾病の有無		〈全体〉
		あり	なし	
曝露の有無	あり	A	B	…A+B
	なし	C	D	…C+D

相対危険	$\dfrac{A}{A+B} \div \dfrac{C}{C+D}$
寄与危険	$\dfrac{A}{A+B} - \dfrac{C}{C+D}$

*疾病に罹患する確率または疾病で死亡する確率をリスク（risk）という.

　途中で脱落した対象者は脱落時点において観察打ち切り（疾病の発生なし）として扱うのが一般的である．長期にわたる観察では，その間に診断方法や疾病概念が変化すること，また医師によって診断方法が異なる場合があるため，コホート研究用の診断基準の設定が必要な場合もある.

5. 分析方法

　コホート研究のデータを分析する際には，アウトカムとする疾病の発生までの期間および追跡できた期間に基づく人年法を用いる．アウトカムとする疾病の発生，脱落などにより，対象者によって追跡期間が異なるためである.

　コホート研究の結果は表1のようにまとめられる．曝露群と非曝露群における発生率を直接計算できるため，寄与危険と相対危険を求めることができる.

B　長　所

　コホート研究では，疾病発生の前に曝露を測定するため，曝露とアウトカムの時間的関係が明確である．つまり曝露がアウトカムに先行するので，因果関係を支持する根拠の1つとして重要な点といえる．また，アウトカム自体やアウトカムを知ったことによる曝露への影響（肺がんに罹患したので禁煙するなど）を避けることができる．相対危険と寄与危険を求めることができることも，コホート研究の長所である.

　曝露の有無から観察が始まるので，思い出しバイアスなどのバイアスが少なく，妥当性の高い曝露情報を得ることができる．食習慣やメンタルヘルスのように後から正確に思い出すことがむずかしい情報の場合には，特に重要な点となる．曝露がまれな場合にも適用可能であるとともに，複数の疾病発生の評価も可能である.

　ランダム化比較試験と比較して，喫煙など有害な曝露の影響を評価する際に適している．また，症例対照研究と比較して，発症早期に死に至る疾患の要因を検討するのにも適している．症例対照研究で実施しようとすると，研究に参加可能な症例が偏ることがあり，また，本人はすでに死亡しているため，曝露情報を取得するには診療記録や他者への聞き取りなどに頼るしかないからである.

C　短　所

　しばしば非常に大規模な研究集団を必要とすること，特に前向きコホート研究の場合は長期間追跡調査をする必要があることから，多大な費用・労力が必要であるとともに，結果が得られるまで

に時間がかかる．また，まれな疾病をアウトカムとする場合には，現実的なデザインとはいえない．たとえば，罹患率が100万人年あたり1人の疾病は，10万人を10年追跡しても1人発生するかどうかであり，事実上不可能である．

　観察期間が長期にわたるため，疾病発生情報の妥当性が低くなる可能性がある．判定者が対象者の曝露情報や研究仮説を知っている場合，判定結果にバイアスをもたらす可能性もある．

D 疫学研究事例

例）大量喫煙者と非喫煙者の10年間追跡調査

　大量喫煙者と非喫煙者，おのおの10万人について10年間追跡調査を行い，表2のように肺がんと冠動脈疾患に関する発生率を得た．

　喫煙との関連が強かったのは，喫煙に対する相対危険が大きかった肺がんである．一方，地域住民に対する疾病予防対策を考えるとき，集団に対する禁煙の効果がより期待されるのは，寄与危険が大きかった冠動脈疾患である．

表2　**大量喫煙者と非喫煙者の肺がんと冠動脈疾患の発生率**

曝露の種類	10万人に対する発生率	
	肺がん	冠動脈疾患
大量喫煙者（人）	75	3,000
非喫煙者（人）	10	1,000
相対危険	75/10＝7.5	3,000/1,000＝3.0
寄与危険	75-10＝65	3,000-1,000＝2,000

 出生コホート研究（birth cohort study）

　ある特定の期間に出生した集団を出生コホート（birth cohort）といい，その集団を追跡する研究を出生コホート研究（birth cohort study）という．出生前の胎内環境までを含めた曝露が健康にどのような影響を及ぼすかを検討するために，妊婦に調査参加を呼びかけるスタイルの研究も行われている．

 コホート内症例対照研究（nested case-control study）

　前向きコホート研究を利用した症例対照研究である．コホート研究に参加している集団の中から，アウトカムとする疾病が発生した症例と，その対照を抽出し，ベースライン時の曝露を比較する．症例と対照が同じ集団から抽出されるため比較可能性が高く，曝露データがベースライン時に収集されているため思い出しバイアスの問題がない．コホートから選び出した症例と対照についてだけ曝露データを分析すればよいため，コホート研究よりも費用が少なくて済むという長所もある．ベースライン時に集められた血液検体，電子画像，診療録などが後から利用できて，しかも高価な測定を行う必要がある場合に，適した研究デザインである．

　なお，対照について，疾病発生の有無にかかわらず，コホート全体から無作為抽出する研究を症例コホート研究（case-cohort study）という．

> 📝 **レポート課題**
>
> 1. 国内外における代表的なコホート研究について調べてみましょう.
> 2. コホート研究の実施において, 留意すべき問題点を調べてみましょう.

4章-6　介入研究：ランダム化比較試験

　介入研究は，ランダム化比較試験と非ランダム化比較試験に大別できる．本項と次項（4章7）で，それぞれ解説する．

学修のポイント

- ランダム化比較試験（RCT）は，研究の対象者を2つ以上のグループ（介入群と対照群）に "無作為（ランダム）に" 割り付ける研究デザインである．
- 無作為割り付けを通じて，既知および未知の交絡因子を制御できることから，内的妥当性が高い利点をもつ．
- 参加者が対象集団全体を代表していない場合に，一般化可能性（外的妥当性）の問題が起りうることに注意する．

A 概要・方法

　観察研究での知見は，あくまでも自然に生活している人たち（集団）において，要因と疾病との間に関係があるということを意味している．因果関係を明らかにするためには，積極的にその要因への曝露状態を変えることで，本当に疾病が減少するのか，どの程度減少するのか，曝露状態はどの程度変えたらよいのかをみる必要がある．実際にヒトを対象とした実験を行う研究を介入研究という．介入研究のうち，"無作為割り付け" すなわち "研究の対象者を2つ以上のグループに無作為（ランダム）に分け，介入群（実験群）と対照群に割り当てる手続き" を必ず行うものがランダム化比較試験（randomized controlled trial：RCT）である．観察研究と異なり，「参加者が曝露（または介入）を受けるかどうか」を研究者が決定する．

　介入研究を行う際には，研究開始の前に，臨床試験登録を行う．臨床研究等提出・公開システム（Japan Registry of Clinical Trials：jRCT）や，UMIN臨床試験登録システム（UMIN-CTR）などを用いることが多い．また，RCTの報告の質向上のために，CONSORT声明に準拠することが望まれる．

1. 参加者の設定

　医療機関で受診患者を対象に個別に依頼したり，ポスターや広告などで募集したりして参加者をリクルートする．次に，研究計画書の年齢や性別などを含む選択基準（包含基準，適合基準，組み入れ基準）や，既往歴などを含む除外基準に照らして，研究参加者となりうるかを判断する（インフォームド・コンセントを受けた後に，検査などを行って判断する場合もある）．そして，応募者などに研究内容の詳細を説明してインフォームド・コンセントを受ける．

2. 無作為割り付け

　RCTでは，研究者は定められたプロトコールに従って，参加者を試験実施前に，無作為に2群

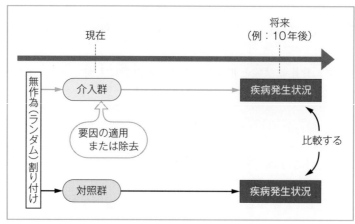

図1　**介入研究（ランダム化比較試験）**

に分け，一方には要因の適用（または除去）を行い（介入群），他方には行わない（対照群）※．これを無作為割り付け（random allocation）と呼ぶ．その後一定期間追跡し，両群で疾病の罹患率，死亡率，予後，その他のアウトカムを比較する（図1）．

※ロナルド・フィッシャー（Ronald Aylmer Fisher）が「差を知りたい介入以外の要因が等しくなければ，因果関係が正しくわからない」と提唱した．初のRCTとして，イギリスにおいて，オースティン・ヒル（Austin Bradford Hill）によって抗結核薬のストレプトマイシンが効くかどうかを明らかにするために行われた．無作為（ランダム）化の特徴として，検証したい事項以外の要因が介入群と対照群にバランスよく分かれるため，公平に（確率的に偏りのない）比較をすることができる．

3. ブラインド法（盲検法，マスキング法）

　患者本人（参加者）や担当医師（介入や効果判定を行う研究者）が振り分けられるグループを知ることができないように行う方法をブラインド法（盲検法，マスキング法）と呼ぶ．患者や効果を評価する医師などが，どちらの群に入ったかを知ってしまうと，それが患者や医師の判断，行動，心理などに影響を与え，ひいては，研究結果にも影響を与えるおそれがある．これを防ぐために，たとえば薬物投与を行う介入研究であれば対照群に偽薬（プラセボ）を与えて，どちらの群に入ったかわからないようにする．ただし，食事指導や運動療法，禁煙プログラムのように，介入群と対照群で歴然とした違いがある場合には不可能である．

　どちらの群に割り付けたかが，患者および医師にわからないようにすることを二重盲検法（double blind test）と呼ぶ．患者のみがわからない形を単盲検法（single blind test），患者，医師，統計解析する研究者にわからないようにすることを三重盲検法（triple blind test）という．

4. アウトカム（効果）などの評価

a. 疾病の罹患率（死亡率）

　参加者を追跡して疾病の罹患（死亡）・脱落を確認する方法は，コホート研究と同じである．検証的な介入研究では，評価時点を事前に決めておくのが一般的であり，途中経過を含めて累積罹患率（死亡率）曲線を描く（図2）．人年法を用いて罹患率（死亡率）を計算し，その比や差で効果を

intention-to-treat analysis（ITT解析）とper protocol analysis（PP解析）

RCTでは，研究参加者を無作為割り付けによって介入群と対照群に分け，それぞれ実薬と偽薬が与えられるなどする．しかしながら，現実の介入研究では，参加者が確実に指示通りの介入を受けて，100%追跡されるとは限らない．たとえば，薬の飲み忘れ，症状などの記録漏れ，追跡不能などがある程度の割合で出現する．その場合，薬の効果を検証しようとするのだから，研究計画を遵守してすべての薬を飲み，すべてのデータが揃い，最後まで追跡できた参加者だけを解析対象とすべきだろうか？

もしも，治療効果がない者は症状の悪化などにより途中で脱落しやすいとすると，脱落者を除外して解析した場合，治療効果が小さい者が除外されやすいため，治療効果を過大評価する方向にバイアスが生じるだろう．また，脱落率が介入群と対照群で異なれば，過大評価の程度も異なるため，両群間でバイアスのない比較ができなくなり，無作為割り付けの目的と利点が失われる．このような理由から，無作為割り付けが行われた全参加者を主要な解析に含めるべきであるとする考え方を，intention-to-treat（ITT）の原則という．実際の研究では，解析できるデータのある集団を「最大の解析対象集団（full analysis set：FAS）」と呼び，FASをITTの原則に従った解析対象とみなして主解析を行うことが多い．

一方，研究計画書どおりに介入を受けて追跡を完了した集団を「研究計画書に適合した対象集団（per protocol set：PPS）」といい，PPSを用いた解析をper protocol analysis（PP解析）という．この解析は研究計画通りに介入できた場合の効果と考えることもできるが，交絡などの影響が大きくなるおそれがある．また，たとえば介入群に毎日決まった運動をするように指示する介入研究で，その運動がかなり大変な場合には，指示通り行えた人は運動能力の高い偏った集団であるおそれがある．現実の対象集団で介入プログラムを適用した場合の効果は，PPS解析よりもITT解析の結果に近くなると考えられる．

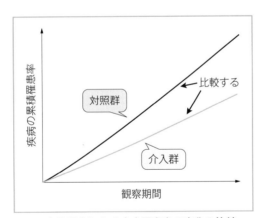

図2　介入研究による疾病罹患率の変化の比較

判定する．コックス比例ハザードモデル（Cox proportional hazard model）を用いることもある．しかし，RCTでは，前述のように交絡因子となりうる背景因子が介入群と対照群とでほぼ揃うなどの理由で，背景因子の調整を行わないことも多い．

b. 危険因子の変化

疾病の罹患率ではなく，その疾患の危険因子の変化だけを追跡する介入研究もある．たとえば，心疾患や脳血管疾患の危険因子として，血圧，血糖値，血清脂質の変化を追跡する，などである（図3）．禁煙プログラムならば喫煙状況の変化が主要評価項目となる．また，罹患率を主要評価項

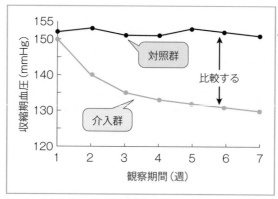

図3　介入研究による危険因子の変化の比較

目とする研究でも，危険因子の変化を副次的評価項目として評価することも多い．

c. プログラムの実行状況

　追跡期間中におけるプログラムの実行状況を把握することは望ましい．たとえば，薬剤投与ならばその服薬状況，食事指導なら食習慣や食事内容などである．どの程度実行しやすいプログラムであるかがわかり，現実社会での展開の参考となる．

5. クラスターランダム化比較試験

　RCTでは，研究参加者個人を単位として介入群と対照群に割り付けるのが一般的であるが，地域や医療機関などのグループ（クラスター）を単位として介入群と対照群に割り付ける研究方法もあり，これをクラスターランダム化比較試験（cluster randomized controlled trial：cRCT）という．

　たとえば，2種類の異なる健康教育方法を学校ごとに無作為に割り付けて，各学校では割り付けられた健康教育を対象者全員に実施し，どちらの方法の効果が大きいかを介入群と対照群の学校とで比較する（図4）．その他に自治体全体での健康キャンペーンの評価など，個人ごとに介入方法を変えることが困難な場合に用いることができる．

　非劣性試験

　RCTでは，介入群が対照群よりも効果が優れているという仮説を検証するためのものが多い．一方で，従来の薬よりも安価・使用が簡便な新しい薬を開発したなどの場合には，対照群を従来薬，介入群を新薬として，新薬は，従来薬よりも劣ることはないという仮説を検証するための試験を行う場合がある．その場合は，従来薬の効果と比べて，たとえば5％以内の差であれば臨床的に同等と考えることができる，などの基準（非劣性マージンという）をあらかじめ決めておいて，新薬はその基準よりは良好な効果であることを検証する．

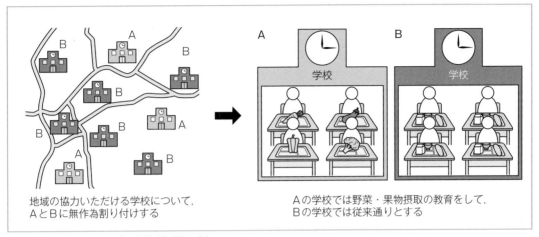

図4 クラスターランダム化比較試験の例
(Brown AW et al：Best（but oft-forgotten）practices：designing, analyzing, and reporting cluster randomized controlled trials. Am J Clin Nutr **102**：241-248, 2015 を参考に作成)

地域の協力いただける学校について，
AとBに無作為割り付けする

Aの学校では野菜・果物摂取の教育をして，
Bの学校では従来通りとする

　ただし，一般に個人単位の RCT に比べて，cRCT は必要なサンプルサイズが大きくなりやすい．これは，地域などの同一グループに属する個人は，生活習慣や危険因子，社会的背景などに関して似た特性をもっている（クラスター内相関という）ことが多いためである．統計解析の際にもクラスター内相関を考慮した手法が必要となる．クラスター内相関が弱ければ（つまり同一グループ内の個人の類似度が低ければ），必要な調査対象人数は個人単位の場合に近くなる．

B 長 所

　無作為割り付けにより，介入群と対照群で交絡因子（またはより広く，背景因子）の分布がほぼ揃うことが期待できる．そこで，介入をした場合としなかった場合の効果の違いを直接的に比較することができ，介入と帰結（アウトカム）の間の因果関係を示すことができる．

　また，未知の交絡因子を含めて交絡因子の影響を制御することができることから，内的妥当性が高くなる．

 割付因子

　対象者数が少ない場合には，交絡因子の分布が偶然に偏ることもあるため，分析時点において両群の交絡因子の分布が等しいかを確認したり，調整したりする場合もある．また，性別，年齢などの重要な交絡因子について，偶然の偏りが生じないように割り付ける層別ランダム化などの方法もある（割り付け時に考慮する因子を割付因子という）．

C　短　所

　介入が対照と比べて明らかにリスクがある場合，逆に明らかにメリットがある場合には，介入の有無について参加者が選択できないため，倫理的でなく実施することができない．すなわち，リスクやメリットの有無が不明な課題にしか使うことができない．

　研究対象者のリクルートを始めとして，研究に費やされる時間，労力，金銭的コストが高くなる場合がある．観察研究と比較して，研究対象者に不利益が及ぶおそれがあるため，研究計画の策定や倫理審査に時間がかかる場合も多い．

　研究参加者はとても協力的な人である，介入などの指示に従うことができる人であるなど，参加しない人々と異なっていて，対象集団全体を代表していない可能性がある．そのため，一般化可能性（外的妥当性）が低いことが考えられる．

 工夫したRCT

　対照群と比べて明らかに介入群にメリットがある研究は，対照群に割り付けられた参加者が不利となるため，倫理的にRCTを行うことができない．そこで，時間をずらして対照群も介入が受けられるようにしたものなど，いろいろな研究デザインがある．

【交互法 (crossover design)】

　介入群と対照群に無作為割付をして普通のRCTを行った後で，これまでの対照群は介入群に，これまでの介入群は対照群に，群を入れ替えて再度実施する方法である．薬剤の投与など，介入の効果の持続期間が短い場合に用いられる．介入を終了した後の効果の持続の状況を評価することもできる．

【遅延介入法 (delayed intervention design)】

　普通のRCTを行った後で，対照群に介入を行い，介入群はそのまま介入群とする方法である．健康教育など，効果が持続する介入で用いられる．普通のRCTを行った時点で研究としては終了し，対照群へのサービスとして，希望者に介入を行う形とする場合もある．

【N-of-1試験 (N-of-one trials)】

　1人の対象者に対して，ランダムに選ばれた介入を行って効果を評価し，その介入の影響が消えた頃に，再度，ランダムに選ばれた介入を行うという方法である．

【階段状楔デザイン (stepped wedge design)】

　cRCTで用いられる．研究参加の地域や施設について，ランダムに決められた順に，時間をずらしながら介入を始める方法である（図）．

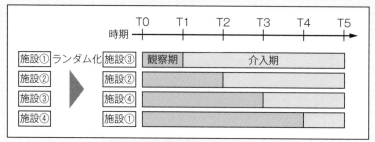

図　介入時間をずらして行う階段状楔デザイン

D 疫学研究事例

1. 臨床試験

例1）生活習慣への介入またはメトホルミン投与による2型糖尿病罹患率の低下

【論文】 Diabetes Prevention Program Research Group：Reduction in the incidence of type 2 diabetes with lifestyle intervention or metformin. N Engl J Med **346**：393-403, 2002

　概　要：生活習慣への介入またはメトホルミン（インスリン抵抗性改善薬）投与による2型糖尿病の予防効果を確認することを目的とした，多施設共同のRCT．

　対象と方法：組み入れ基準：25歳以上の男女で，BMI≧24 kg/m^2（アジア人は≧22 kg/m^2），空腹時血糖95～125 mg/dL（American Indian clinicsでは≦125 mg/dL），75 g経口ブドウ糖負荷試験2時間値140～199 mg/dL．除外基準：耐糖能に影響する薬剤を服用している者，生命予後または研究参加能力に大きな影響を及ぼす疾患に罹患している者．

　上記基準に合致する糖尿病ではない3,234人を，①標準的な生活習慣指導＋メトホルミン投与群（メトホルミン群），②標準的な生活習慣指導＋偽薬投与群（プラセボ群），③生活習慣改善のための強力な介入プログラム（7％以上の体重減少と週150分以上の運動を目標とする）（生活習慣改善群）のいずれかに，施設で層化して無作為に割り付けた．平均年齢は51歳，平均BMIは34.0 kg/m^2，女性の割合は68％だった．

　評価項目：主要評価項目：糖尿病罹患．1997年アメリカ糖尿病協会の基準を用い，毎年の経口ブドウ糖負荷試験または半年ごとの空腹時血糖値，および6週間以内に行う二次検査結果と併せて診断した．副次的評価項目：循環器疾患危険因子の改善，動脈硬化がある者の割合減少，循環器疾患がある者の割合減少．

　結　果：平均追跡期間は2.8年．100人年当たりの糖尿病罹患率は，プラセボ群11.0，メトホル

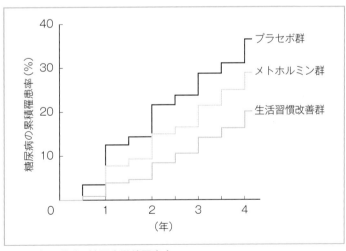

図5　介入群別の糖尿病累積罹患率
糖尿病の診断はアメリカ糖尿病協会の基準による．罹患率は3群間で有意に異なる（それぞれの比較で*p*＜0.001）．
（Diabetes Prevention Program Research Group：Reduction in the incidence of type 2 diabetes with lifestyle intervention or metformin. N Engl J Med **346**：393-403, 2002 より作成）

ミン群 7.8，生活習慣改善群 4.8 で有意に異なり（図 5），プラセボ群と比較して，メトホルミン群は 31%［95% 信頼区間（CI）17～43%］，生活習慣改善群は 58%（95%CI 48～66%）の罹患率低下が認められた．3 年間で 1 人の糖尿病罹患を予防するためには，6.9 人が生活習慣改善のための強力な介入プログラムに参加するか，13.9 人にメトホルミンを投与することが必要と考えられた．

　結　論：メトホルミン投与および生活習慣改善のための強力な介入プログラム実施は，糖尿病の予防に効果があり，後者の効果がより大きかった．

2. 地域のクラスターランダム化比較試験

例 2）生活習慣病重症化予防のための保健指導の有効性

【論文】Iso H et al；J-HARP Research Group：Effect of a community-based program to accelerate referral to physicians for individuals at high-risk of lifestyle-related diseases：a cluster randomized trial. J Atheroscler Thromb 30：1389-1406, 2023

　概　要：脳卒中・虚血性心疾患・心不全・腎不全を発症するリスクが高い医療機関未受療者に対して，受療行動促進を目指した保健指導の有効性を検証することを目的とした，cRCT（Japan trial in high-risk individuals to accelerate their referral to physicians：J-HARP）．

　対象と方法：国民健康保険被保険者の集団健診による特定健診受診者 40～74 歳男女がおおむね 2,000 人以上いる自治体を全国公募し，本研究に参加を表明した 43 自治体をクラスターとして，介入群（21 自治体），対照群（22 自治体）に無作為に割り付けた．ランダム化は群間のバランスを確保するため，自治体の特性（重症化ハイリスク者数，経度，緯度，国民健康保険被保険者数，集団健診による特定健診受診者数，除外要件該当数，最終学歴人口，医師数）を基に，総合スコアを計算し，それが類似する自治体同士をペアとする多変量ペアマッチング法を用いた．本研究では，国民健康保険被保険者の集団健診でⅡ度以上高血圧（収縮期血圧 160 mmHg 以上または拡張期血圧 100 mmHg 以上），HbA1c 7.0% 以上（HbA1c が欠損の場合は，空腹時血糖 130 mg/dL 以上，空腹時血糖が欠損の場合は随時血糖 180 mg/dL 以上），血清 LDL コレステロール値 180 mg/dL 以上（男性のみ），尿タンパク 2＋ 以上のいずれかを満たし，当該項目で医療機関に受診していない重症化ハイリスク者を対象とした．介入自治体では，受療行動促進モデルに基づいた保健指導を，対照自治体では一般的な保健指導を 1～2 年間実施し，対象者を少なくとも 12 ヵ月間追跡した．研究参加自治体からは特定健診，レセプト（診療報酬明細書の電子データ），国保資格取得喪失情報を収集し，主要評価項目である対象者の医療機関の受療率を求めた．解析手法としては，対象者の医療機関の累積受療率について，クラスター内相関を考慮したコックスの比例ハザード回帰分析を行い，対照群を基準として，介入群のハザード比（受療率比）と 95%CI を求めた．

　結　果：重症ハイリスク者全体における健診受診後の 12 ヵ月間の医療機関累積受療率（95%CI）は，介入群で 58.1%（57.0～59.3%），対照群で 44.5%（43.2～45.8%）であり，介入群で有意に高かった．全期間を通じた医療機関累積受療率の多変量調整受療率比（95%CI）は，1.46（1.24～1.72）であった（図 6）．以上の結果は，高血圧群（Ⅱ度以上高血圧），糖尿病群（HbA1c 7.0% 以上），脂質異常群（男性で血清 LDL コレステロール値 180 mg/dL 以上），腎臓病群（尿タンパク 2＋ 以上）においても同様に認められた

　結　論：重症化ハイリスク者に対する受療行動促進モデルを用いた保健指導は，医療機関への受療率の増加につながることが立証された．

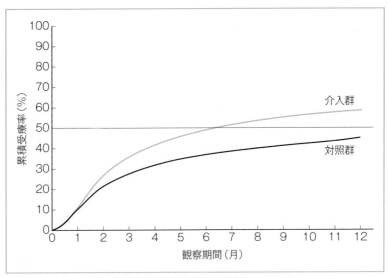

図6 重症化ハイリスク者全体の医療機関累積受療率の推移
ログランク検定：$p < 0.0001$
介入群は $n = 8,975$，対照群は $n = 6,733$
12ヵ月時点の医療機関累積受療率は介入群：58.1（95%CI 57.0〜59.3）%，対照群：
44.5（95%CI 43.2〜45.8）%
全期間を通じた多変量調整受療率比（95%CI）：1.46（1.24〜1.72）
(Iso H et al；J-HARP Research Group：Effect of a community-based program to accelerate referral to physicians for individuals at high-risk of lifestyle-related diseases：a cluster randomized trial. J Atheroscler Thromb **30**：1389-1406, 2023 より引用)

 レポート課題

1. ビタミン類のサプリメント投与による，循環器疾患またはがん予防の効果の有無を検証した介入研究について調べてみましょう．
2. 介入研究を行うときに，介入群と対照群への割り付けを無作為に行わないと，科学的な評価が困難になる理由を考えてみましょう．

4章-7 介入研究：非ランダム化比較試験

学修のポイント

- 非ランダム化比較試験には，前後比較デザイン，準実験デザイン，自然実験などがある．
- 前後比較デザイン，準実験デザインは，日常診療や保健活動の効果の検証などに用いやすい．
- 自然実験は，自然災害や制度の改変などの影響を観察することで，介入研究に近い知見を得ることができる．
- 前後比較デザインでは，平均への回帰に注意が必要である．
- 傾向スコア，操作変数などを用いることで，真の効果の推定に近づくことができる．
- 研究結果の解釈では，時間経過に伴う自然の変化や交絡の可能性などを慎重に考察する必要がある．

A 概要・方法

無作為割り付けを行わない介入研究のことを，非ランダム化比較試験（non-randamized controlled trial：non-RCT）といい，前後比較デザイン（before-after design/one arm study），準実験デザイン（quasi experimental design），自然実験（natural experiment）などの種類がある（表1）．研究者の働きかけによる介入ではなく，対象者自身の選択を介入とみなす研究や，研究者には制御が困難な変化（曝露）を介入とみなす研究は，介入研究ではなく観察研究に含める考え方もある．

1. 前後比較デザイン

対照群を設けずに，1群のみに対して，介入を行う前と後に測定を行い，その変化を比較するデザインである．たとえば，肥満解消のための保健指導を3ヵ月間行い，その前後の体重を測定して減少量を評価するなどの方法である．日常診療や保健活動の中で実施しやすいが，観察された変化が介入によるものかどうかの解釈がむずかしい．

表1 介入研究のまとめ

デザイン	概要	例
ランダム化比較試験	介入群と非介入群を無作為に割り付けて比較する	新薬群と従来薬群を無作為に割り付ける
前後比較デザイン	介入前と介入後を比較する	保健指導の前と後とで体重などを比較する
準実験デザイン	介入群と非介入群を恣意的に決めて比較する	新薬群と従来薬群を主治医の判断によって決定する
自然実験	外的な要因によって，介入群と非介入群に分けられる（研究者は介入を行わないので，観察研究される）	健康増進施設ができた近隣地域を運動介入群，遠い地域を非介入群とみなして分析する

2. 準実験デザイン

　介入群と対照群を設けるが，どちらの群に入るかを参加者の希望や主治医の判断などで決める方法である．特定の集団には介入を行い，別の集団を対照群として効果を比較する方法も準実験デザインに含まれる．対照群は介入群と同じ特徴をもつ集団であることが好ましいが，無作為割り付けではないため特徴を一致させることがむずかしく，研究結果の解釈にあたっては，もともとの特徴の違いが結果にどう影響したかを十分に考察する必要がある．実際の例として，メタボリックシンドロームの者に保健指導の案内をし，希望して保健指導を実施した群と，希望しなかった群を比較する方法がこれにあたる．また，ある病院で新しい治療法を導入し，通常の治療を行っている別の病院の治療成績と比較する場合もこの研究デザインである．

3. 自然実験

　災害，制度の改変，施設の新設，大規模なイベント，地域環境の整備などの外的な出来事を活用した研究方法である．たとえば，災害の発生は偶発的であり，ランダム化された対照群を設定することができない．オリンピックの開催が国民の運動習慣にどのような影響を与えるのかを検討する場合も同様である．その他の例として，ある場所に健康増進施設が開設され，その近所の人はよく利用し，遠くの人は利用頻度が低く，近所の人ほど健康状態が改善したとすると，この施設の健康増進効果の検証に使える．このとき，健康増進施設の利用頻度に影響するが直接的に健康状態に影響することはない変数，たとえばその施設と対象者宅の距離を操作変数（instrumental variable）といい，それを活用した分析が行われる．自然実験は人為的に介入を行うものではないため，通常，観察研究に分類される．

B 長　所

　ランダム化した対照群の設定がむずかしい場合でも比較的手軽に行える．たとえば，日常診療や保健活動の中で研究を実施したいが，ランダム化について，対象者も含めて関係者の同意が得られにくい場合などがある．また，RCTと比較して，より実践に近い状況や対象者で実施できるとすれば，結果を一般化しやすい．医薬品や医療機器の製造販売承認を目的として実施される臨床試験（治験）のうち，第I相，第II相試験は，薬の安全性，用量，薬物動態など探索的に検討することが目的だが，倫理的問題のより少ない方法として非ランダム化比較試験が用いられる．また，操作することがむずかしい曝露，たとえば，災害，制度の改変などは，自然実験デザインによらざるを得ない．すでに行われている事業の効果を評価する研究では，既存のデータを用いて後ろ向きに研究が行えるという長所もある．

C 短　所

　前後比較デザインの介入研究では，検出された変化・効果が，時間の経過に伴う自然な変化や介入以外の要因による変化なのか，介入の効果なのかを判別することがむずかしい．たとえば，保健指導後に体重が減少したが，実は猛暑のために食欲が低下したためであったなどがありうる．また，言葉の遅れのある子どもに言語訓練を行ったところ，言語能力は向上したが，介入の効果では

なく自然な成長だという場合もある．さらに，注意すべき問題として平均への回帰がある．たとえば，正常より高値または低値の対象者を集めて，2回目に測定すると，測定値は最初の測定よりも平均値に近い値になるという現象である．介入に効果がなくても，改善したような結果が得られてしまう．その対策としては，介入の前にもう一度測定してそれを介入前値として使う方法がある．

　準実験デザインにおいて，ランダム化ではない手順で対照群を設定した場合には，交絡が問題となる．すなわち，比較する2つの群がそもそも異なる特徴をもつ集団で，その特徴が結果に影響を与えている可能性である．たとえば，職域で肥満者に対して運動プログラムを行い，希望して参加した群と，参加しなかった群を比較した．しかし，希望した群のほうが自分自身で改善する意欲が高いとすると，運動プログラムの効果が過大評価されることになる．

　また，脂質異常症患者について，主治医と本人の相談で薬物療法（介入群）と非薬物療法（対照群）のどちらにするかを決める研究を行うとする．その場合，より重症の患者が介入群に入ることになり，薬物療法群のほうがその後の虚血性心疾患罹患率が高いという，おかしな結果が出てしまうおそれがある．その対応の1つとして，両群の種々の背景因子を揃えるために，傾向スコア［プロペンシティスコア（propensity score）］を用いる方法もある．

 研究対象からみた介入研究の類型

　介入研究について，RCTと非ランダム化比較試験に分けて解説したが，介入対象の視点からは，臨床試験，野外試験，地域介入研究といった類型もある．

【臨床試験（clinical trial）】

　医療機関を受診した患者を対象とした研究で，治療法（薬物療法，手術など）の有効性や安全性を検討する介入研究である．医薬品や医療機器の製造販売承認を目的として実施される臨床試験は，特に治験と呼ばれ，第Ⅰ相～第Ⅲ相試験の形で段階的に行われる．通常，第Ⅰ相，第Ⅱ相試験は非ランダム化比較試験で実施され，第Ⅲ相試験はRCTで行われる．小人数の健常人を対象に安全性と薬物動態を検討するのが第Ⅰ相試験，比較的少人数の患者を対象に探索的に有効な用量・用法などを検討するのが第Ⅱ相試験，より多数の患者を対象に二重盲検RCTで検証的に薬物の効果を評価するのが第Ⅲ相試験である．また，治験終了後の製造販売後臨床試験として，より大規模，長期的に有効性と安全性を評価するのが第Ⅳ相試験である．医薬品の臨床試験では高い倫理性と科学性が求められ，「医薬品の臨床試験の実施の基準に関する省令（good clinical practice：GCP）」で手順が定められている．

【野外研究（field study）】

　地域に暮らす住民を対象とした研究を指す．地域住民にも患者は含まれるが，疾病のない健常人が多く含まれ，疾病や障害の原因究明や予防法の検討を目的とした研究が多い．野外研究には観察研究も介入研究も含まれる．また，次に説明する地域介入試験として野外研究を行う場合もある．

【地域介入試験（community intervention trial）】

　介入の対象が個人ではなく，地域全体である介入研究を指す．たとえば，A市で脂質異常症と冠動脈疾患予防のための食生活改善キャンペーンを行い，近隣のB市では行わない．両市の血清脂質値と冠動脈疾患死亡率の推移を比較してA市のほうがより大きく改善すれば，キャンペーンの効果があったと考えられる．ただし，疾病の発生に関係する他の要因が地域間で異なっている可能性があるので，結果の解釈は慎重にしなければならない．地域介入研究でランダム化された対照群を設定する場合には，クラスターランダム化比較試験（cRCT）を行う．この方法では，地域単位でランダム化を行い，介入地域と対照地域で効果を比較する．その他，非ランダム化比較試験として行う場合もある．地域のみならず，職場や何らかの集団を対象とする場合もある．

　自然実験研究で対照群を設定しない場合や，ランダム化していない対照群を設定した場合にも同様の問題があり，観察された変化が介入よるものかどうかを十分に考察する必要がある．

D 疫学研究事例

例）地域介入の虚血性心疾患死亡への効果

【論文】Puska P et al：The North Karelia Project：From North Karelia to National Action. National Institute for Health and Welfare（THL）；2009

　概　要：1970年代にフィンランドのノースカレリア地方で開始された地域介入研究であり，非ランダム化比較試験で実施された（図1）．当時，この地方は虚血性心疾患死亡率が特に高い地域であった．その対策として，地域住民，行政機関，産業界，メディアなどが一体となった地域介入が行われた．当初，本プロジェクトは5年間の計画であったが，クオピオ地方を対照地方として効果を検討したところ，危険因子の著明な改善と虚血性心疾患の罹患率の減少が明らかとなった．この成果をもとに，取り組みはフィンランド全土に拡大され，次のステップとして全フィンランドを対照として評価が継続された．その結果，同地方では，35年間で虚血性心疾患の年齢調整死亡率が85％，がん死亡が67％，全死亡が63％減少した．地域介入およびその評価の成功事例として広く知られている．

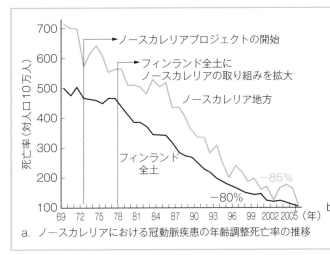

a. ノースカレリアにおける冠動脈疾患の年齢調整死亡率の推移

b. ノースカレリア地方の男性（35〜64歳，対人口10万人）における死亡率の変化（1969〜71年から2006年にかけて）

死因分類	死亡率の変化
心血管疾患	−80%
虚血性心疾患	−86%
脳卒中	−69%
が　ん	−67%
全死亡	−63%

図1　ノースカレリア・プロジェクトにおける冠動脈疾患の年齢調整死亡率の変化
(Puska P et al：The North Karelia Project：From North Karelia to National Action. National Institute for Health and Welfare（THL）；2009 より引用)

 レポート課題

1. ランダム化されていない対照群を用いた研究を探し，どのような交絡が問題となるかを考えてみましょう．また，交絡が適切に考察されているかを，確認しましょう．
2. 国や自治体が実施する健康づくり事業の評価報告書を確認して，結果の解釈が適当かどうかを調べてみましょう．

記述疫学から仮説を設定する考え方

記述疫学の結果から仮説を設定する主な考え方として，表に示す方法がある．

表 仮説設定方法の概要と具体例

方 法	概 要	具体例	
1. 相違法	2つの集団間で，ある疾病の頻度に差がある場合，ある要因が一方で認められ他方で認められない場合，その要因の存在あるいは欠如がその疾病の原因である可能性があると考える方法	脳出血死亡率がA地区で高く，B地区で低いが，両地区の差は食塩摂取量だけであった．この場合，食塩摂取量が脳出血の原因である可能性がある	帰納的推理法
2. 一致法	ある共通の要因が，ある疾病に関係する種々の状態で認められる場合，その要因がその疾病の原因である可能性があると考える方法	結核は患者との接触，過密居住などの特徴がみられた．これらの共通要因として呼吸器による感染機会が考えられる	
3. 同時変化法	複数の集団間で健康問題の発生頻度の変化と同時に，頻度や質が変化する要因があれば，それがその疾病の原因である可能性があると考える方法	世界各国の冠動脈疾患の死亡率と種々の食事摂取量の変化のうち，関連性の高いもの（たとえば，飽和脂肪酸摂取量）を仮説要因として取り上げる	
4. 類似法	ある健康問題の分布が，今までのよく知られた健康問題の分布に非常によく類似している場合，両者に共通した原因の存在の可能性を考え，類似点を見つけ出す方法	川崎病（小児急性熱性皮膚粘膜リンパ節症候群）の年齢分布（1歳前後がピーク）はポリオ（急性灰白髄炎）と類似していた．そこで，川崎病はポリオのようにかなり普遍的に存在する病原体による感染が関係するのではないかと推定された	演繹的推理法

 症例対照研究とコホート研究の比較

症例対照研究とコホート研究の特徴を表に示す．

表 症例対照研究とコホート研究の特徴

	症例対照研究	コホート研究
概要	症例群と対照群について，過去の曝露を比較	曝露群と非曝露群を追跡して，疾病発生状況を比較
費用，労力，研究期間	○小さい	×大きい
曝露情報の正確性	×低い（思い出しなど）	○高い
アウトカム情報の正確性	○高い	×低い（把握もれなど）
まれな疾患	○可能	×困難
まれな曝露	×困難	○可能
複数の疾患	×困難	○可能
罹患率	×計算不可	○計算可能
相対危険度	△オッズ比で近似	○計算可能
寄与危険度	×計算不可（寄与危険割合はオッズ比から計算可能）	○計算可能

5章 システマティックレビュー

学修のポイント

- ●システマティックレビューは，明らかにしたいレビュークエスチョンについて，網羅的に文献を検索して，共通するアウトカム指標をまとめる手法である．
- ●レビュークエスチョンの構成要素（PICO）の定義や文献の採用基準を明確にすることが重要である．
- ●メタアナリシスを行う場合は，バイアスリスクの評価と異質性の評価を適切に実施する．

A 定 義

システマティックレビュー（systematic review）とは，明らかにしたいレビュークエスチョンについて，網羅的に文献を検索して，類似した別々の研究について一定の基準でその確からしさを評価し，定性的に文章や表で，または定量的に効果指標を統合して，まとめる疫学研究である．系統的レビューともいう．

①定性的システマティックレビュー

採用された研究の数，研究デザイン，レビュークエスチョンの構成要素やバイアスリスクの評価などを記述し，介入/曝露の効果指標への影響を定性的にまとめたものをいう．

②定量的システマティックレビュー（メタアナリシス）

統計学的手法を用いて効果指標を定量的に統合するメタアナリシスは，既存のランダム化比較試験（RCT）だけでなく，観察研究においても曝露要因とアウトカムとの関連について行われるようになってきている．生データがなくても，既存の論文から効果指標のデータを抽出してメタアナリシスを行うことができる．

B 方 法

システマティックレビュー，メタアナリシスを行う方法は以下のとおりである．

1. システマティックレビューの計画書を作成する

レビュークエスチョンの骨格を作り，文献検索，システマティックレビューの方法（どんな研究デザインを対象とするか，選択基準と除外基準，介入やアウトカムの定義）とスケジュール，作成メンバーと利益相反などを記載した計画書を作成する．論文として公開を予定している場合は，原則として PROSPERO へ登録する（https://www.crd.york.ac.uk/PROSPERO/）．

2. レビュークエスチョンを明確にする

　レビュークエスチョンは，リサーチクエスチョンやクリニカルクエスチョンと同様に，P（対象），I（介入）/E（曝露），C（比較），O（アウトカム）の要素からなる（詳細は「15章-1　臨床疫学」を参照）．

3. 網羅的文献検索を行う

　医学研究のデータベースである PubMed だけでなく，Cochrane Library，医学中央雑誌（医中誌 Web）のほか，トピック特異的な検索データベースも検索対象とする．文献検索期間と検索式を記録して，可能な限り文献検索専門家とシステマティックレビュー担当者（トピックの専門家）の2者で検索式を検討する．MeSH タームなどの統括語を活用して，網羅的な文献プールを作成する．

4. 文献スクリーニング

　システマティックレビューの計画書であらかじめ決めた，採用基準，除外基準に従って，主にタイトルと抄録から一次スクリーニングを行う．次に，文献のフルテキストを入手してシステマティックレビューの対象を選定する．ここまでの過程は，PRISMA フローチャートとしてまとめる（図 1）．

5. 定性的システマティックレビュー

　採用した個々の論文について，著者・発表年，研究デザイン，研究対象となった集団の特徴とサンプルサイズ，曝露要因（介入内容），アウトカム，主要な結果，バイアスリスクについて評価する．レビュークエスチョンとの差を理解したうえで，量的に統合可能か十分に検討する．RCT のバイアスリスクの評価は，Cochrane バイアスリスクツール v2.0 などを用いて評価する．

6. 定量的システマティックレビュー（メタアナリシス）

　メタアナリシスとは，効果指標を統計学的に統合し，統合値と信頼区間を推定することである．各研究の効果指標は，介入群（曝露群）と比較群の差として統合され，この値を効果量（effect size）という．分散の中に各研究のサンプルサイズが加味され，フォレストプロット（forest plot）では，■の大きさでサンプルサイズが表現される．

　メンタルヘルス不調への心理介入の効果に関するメタアナリシスの結果を図 2 に示す．2 件の精神心理専門家へのコンサルテーション介入では有意な休業期間の低下を認めなかったが（上段），4 件の心理療法的介入による復職支援プログラム群は通常のケア群に比べて休業期間が有意に短かった［−19.07 日（95％CI −27.84〜−9.29 日）］．各研究の信頼区間は重なっており，異質性は低いと考えられ，6 つの研究のメタアナリシスの結果から，心理介入は休職期間を短縮することが示唆された［−18.64 日（95％CI −27.98〜−9.30 日）］．

　出版バイアス（publication bias）とは，有意差が出なかった研究や想定と異なる結果の研究などが出版されにくいために，公表論文をまとめたときに真実からずれてしまうバイアスである．ファンネルプロット（funnel plot）で示すことが多い（図 3）．小規模な研究は有意差が出た場合のみ出版されることが多く，サンプルサイズ（効果量の標準誤差と逆相関）と効果量の相関が左右対

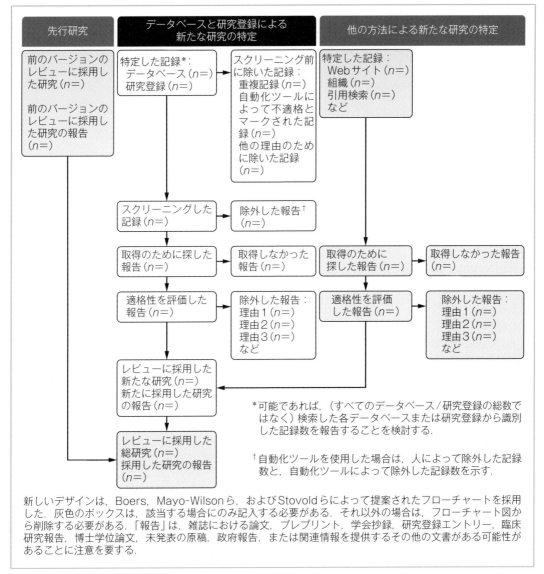

図1　PRISMA フローチャート
(上岡洋晴ほか：PRISMA 2020 声明：システマティック・レビュー報告のための更新版ガイドラインの解説と日本語訳．薬理と治療 **49**：831-842，2021 より許諾を得て転載)

称でない場合，出版バイアスを疑う．

7. プール解析

　このように出版バイアスを考慮しても，出版できていないデータの影響については考慮することができない．そこで，出版されていないデータそのものの個人レベルの元データを入手して統合して解析する「プール解析 (pooled analysis)」という手法も行われる．

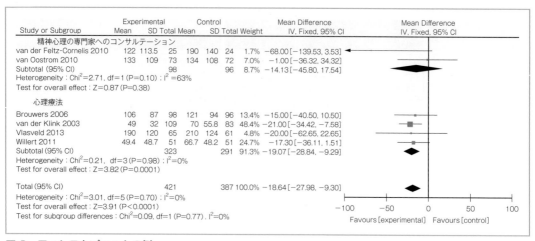

図2　フォレストプロットの例
（道喜将太郎，小島原典子ほか：休業者に対する復職支援プログラムの有用性：システマティックレビュー．産業衛生学雑誌 **60**：169-179，2018 より許諾を得て転載）

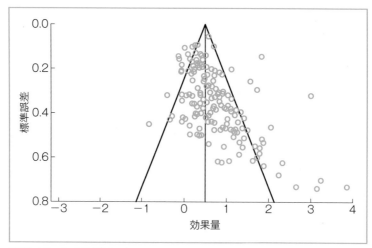

図3　ファンネルプロット
プロットが左右対称でないため，効果量が大きいほど，標準誤差が大きい．つまりサンプルサイズが小さくても有意差が出たため出版されたと考えられ，出版バイアスを示唆する．

レポート課題

1. ビタミン類のサプリメント投与による高血圧予防効果に関するメタアナリシスについて調べてみましょう．
2. どのような場合に出版バイアスが生じるか，出版バイアスを回避するにはどうすればよいか考えてみましょう．

6章 バイアスと交絡

学修のポイント

- バイアスとは系統誤差を意味し，真の値から一定方向の偏りをもつ誤差のことである．
- バイアスはその偏りの原因を取り除かない限り，サンプル数を大きくしても補正できない．
- バイアスは選択バイアス，情報バイアス，交絡バイアスに大別できる．
- 選択バイアスは，本来の対象目的である集団から一定の傾向をもつ人が抜けた抽出集団を評価する際に生じるバイアスである．
- 情報バイアスは，対象集団から曝露状況やアウトカムの情報を得る時点で起こるバイアスのことである．
- 曝露因子とアウトカムとの因果関係を検討する際に，両者の正しい関連を歪めてしまう要因を交絡因子と呼ぶ．
- 因果関係の検討においては，交絡の存在を常に念頭において対処する必要がある．

A はじめに

　偶然誤差（random error）と系統誤差（systematic error）の概要は，2章Fで述べられている．本章ではそのうち系統誤差について述べる．

　系統誤差とは，"測定・評価しようとする事象の真の値から一定方向に偏って認められる誤差"であり，バイアス（bias）と同義である（以降，バイアスを用いる）．「一定方向に偏る」とは，たとえば真の値より大きめに測定される傾向（過大評価）や，その逆の傾向（過小評価）を指す．偶然誤差は，測定回数を増やしまたはサンプルサイズを大きくし，その平均値を算出することで小さくできるのに対し，バイアスはそれが生じる原因を正さない限り取り除けない．

　バイアスはさまざまな名称をつけて呼ぶことがあるが，一般に①選択バイアス，②情報バイアスに大別される．さらに交絡をバイアスの一種とする考え方もある．本章では交絡は別途説明する．

B 選択バイアスと情報バイアス

1. 選択バイアス

　本来知りたい集団の構成員すべて（母集団）を解析・評価することが困難な場合がある．このような場合，母集団の一部を抽出した集団（サンプル）を対象に解析を行い全体の傾向を推測する．母集団から一定の傾向をもつ人が抜けたサンプルであった場合，その評価値は母集団の値（真の値）からずれる．このことを選択バイアス（selection bias）と呼ぶ．

例1）健康労働者バイアス（healthy worker bias/healthy worker effect）

　労働者集団と一般集団との比較には注意を要する．なぜなら前者は「労働ができる」という条件を満たした集団であり，年齢・健康度・社会経済状況などが非労働者集団と異なっている可能性があるためである．たとえば，有害な作業に従事する労働者であっても，もともとの健康度が非労働者に比べ高いため，有害事象が観察されにくい可能性がある．

例2）脱落によるバイアス（withdrawal bias）

　臨床試験やコホート研究など対象者を追跡しアウトカムを評価する場合において，対象者が追跡途中で研究への参加を中止する（＝脱落する）場合に生じうるバイアスである．もし，脱落の理由が曝露因子やアウトカムと関連している場合は，曝露因子とアウトカムとの関連指標にバイアスが生じる．しかし，現実には脱落者の理由がアウトカムと関連しているかどうかはわからないことが多い（脱落者がアウトカムを発生したか否かは不明であるため）．バイアスの評価として，脱落した者としなかった者との参加時点での属性などを比較することはあるが，直接的なバイアスの検証は困難である．

a. 選択バイアスへの対策

　母集団から対象集団を選定する過程で無作為抽出を行い，協力率を100%近くにすることでバイアスを減らせる．しかし，対象者の意図に反して研究に強制参加させることは倫理上許容されず，バイアスを完全に取り除くことが困難な場合もある．

　選択バイアスはいったん起こった場合は対応がむずかしいため，選択バイアスが起こりにくい工夫が望まれる．

2. 情報バイアス

　情報バイアス（information bias）とは，対象集団から曝露状況やアウトカムの情報を得る時点で起こるバイアスのことである．測定バイアス（measurement bias）ともいう．

例1）想起バイアス・思い出しバイアス（recall bias）

　曝露情報が対象者の記憶に依存し，アウトカムの有無により思い出し方が異なる場合に問題となる．たとえば「乳がんは，過去の乳房への外傷に由来する」という俗説が広く流布している時代・地域においては，乳がん患者（アウトカムを有する者）のほうが，非患者に比べ過去の外傷歴（曝露情報）を思い出しやすいであろう．

例2）疑いバイアス（suspicion bias）・質問者バイアス（interviewer bias）

　アウトカムの判定者が，対象者の特性や曝露状況を知ることにより判定が（意識する・しないは別として）偏ったり，一定のプロトコールに従わない場合に起こりうるバイアスである．

　例として，認知機能の面接試験で，面接者は本来プロトコールに従い一貫した方法で判定すべきだが，被験者の成績が悪い場合にのみプロトコールから逸脱したヒントや助言を与えて成績を“底上げする”傾向があれば，質問者バイアスが生じる．

a. 情報バイアスへの対策

　曝露因子やアウトカム，その他の重要因子を判定する（あるいはその決定権をもつ）判定者は，対象者の特性を知ることで判定に偏りが生じないようにする必要がある．具体的には，同一の明示

された基準を用いて曝露因子・アウトカムを判定する，判定者に対象者の特性を知らせない盲検化などの手段を用いる．

3. 疾病調査やスクリーニングに関連したバイアス

下記の2つのバイアスは混同されやすい．病気の発見時点が早いか遅いかに由来するものがリードタイムバイアスであり，スクリーニングや調査により進行の遅い病気が見つかりやすい傾向と関連するのがレングスバイアスである．これらは選択バイアスまたは情報バイアスの一種であると考えられるが，特別の説明を要するためここで述べる．

a. リードタイムバイアス

スクリーニングの評価を行う際に，疾患がみつかってから死亡するまでの生存時間を，スクリーニングを行った群と通常診療群とで比較することがまず考えられるが，このような評価は多くの場合不適切である．なぜなら，無症状の人に行うスクリーニングでは，自覚症状出現により診断検査が開始される通常診療より早い時期に疾病がみつかることが多いためである．疾患を早くみつけた後に，たとえ早期治療を開始しなくても，早くみつかった分だけ生存時間が見かけ上は長くなる（＝見かけ上，予後がよくみえる）．この見かけ上延びた生存時間をリードタイムと呼び，スクリーニングを受けた群が通常診療群と比較して見かけ上，生存時間が長くみえることをリードタイムバイアス (lead time bias) と呼ぶ．

b. レングスバイアス

疾患の中には同じ病名でも，ゆっくり進行するタイプと急速に悪化して死に至るタイプといった自然経過の異なるものが混在する場合がある（例：肺がんにおける非小細胞がんが前者に，小細胞がんが後者に多い）．スクリーニングでみつかる頻度が高いのは，図1に示すようにゆっくり進行する疾患である．

したがって，スクリーニングでみつかる患者は，進行が緩徐で比較的予後のよい患者に偏る傾向がある（「レングスバイアス選択」）．その場合，予後の悪い患者も含まれる通常診療（比較対照）群と比べると，見かけ上予後がよく，スクリーニングが有効であると誤った結論を下しかねない．このようにスクリーニングで発見されるのが進行緩徐で比較的予後のよい患者に偏る傾向をレングスバイアス（またはレングスタイムバイアス）[length (time) bias] と呼び，一部のがんなどにみられる現象である．

4. 差異誤分類と非差異誤分類

たとえば対象者を曝露の有無というカテゴリーに分類する際，本当は「曝露あり」にも関わらず誤って「曝露なし」と判定するなど，真実と異なる群に振り分けることを誤分類 (misclassification) と呼ぶ．誤分類は誤差の一種であり，「偶然誤差」や「系統誤差（バイアス）」で論じた特性が当てはまる．また，曝露の有無以外にも治療効果の有無，交絡因子の状況，などのカテゴリーを扱う場合に対象となる概念である．

誤分類の向きや程度が比較すべき群で異なる場合を差異誤分類 (differential misclassification) という．たとえば，症例対照研究で，過去の曝露の有無を調査したときに，症例では対照と比べて，

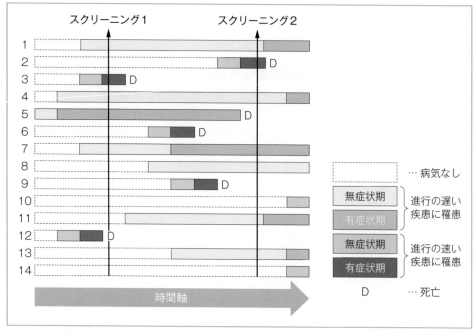

図1　レングスバイアス
進行の遅い疾患と速い疾患のどちらがスクリーニングで発見されやすいかを示した図．進行の遅い疾患（☐ ☐ で表示）に罹患した患者7人と速い疾患（☐ ☐ で表示）に罹患した7人との時間経過を横軸に示す．通常診療では有症状期でないと診断がつかないが，スクリーニングでは無症状期にも発見できるとする．対象者数は進行の遅い疾患と速い疾患に罹患した患者が各7人ずつであるが，定期スクリーニングを行った際に見つかりやすいのは，進行が遅い疾患患者の群である．すなわち図中のスクリーニング1で見つかるのは進行の遅い疾患4人，速い疾患1人（死亡者は除く）であり，スクリーニング2で新たに見つかる（スクリーニング1ですでに見つかった人を除く）のは進行の遅い疾患3人，速い疾患1人である．

本来曝露ありと考えなくてもよいような些細なことも思い出して「曝露あり」と回答する人が多くなるなどの状況である．一方，症例と対照とで思い出しの不正確さが同程度であるなど，比較すべき群において誤分類が同じ方向に同程度起こっている場合を非差異誤分類（non-differential misclassification）と呼ぶ．

　一般的に，差異誤分類では真実は関連がないのに関連があるような結果が出てしまう可能性が高いと考えられる．一方で，「有」「無」の2カテゴリーに分類できる曝露において非差異誤分類が生じている場合は，曝露に真の効果や関連があっても"効果・関連なし"の方向にずれた観察結果になる（例：オッズ比であれば真の値より1に近くなる）ことが多い．したがって，若干の非差異誤分類があるにもかかわらず効果・関連があるという結果がでた場合には，真の効果・関連の強さは観察結果よりも大きいと考えられる．ただし，曝露判定に非差異誤分類があっても，観察結果が必ずしも"効果・関連なし"の方向にはずれない場合もあり，"非差異誤分類であれば，見出された効果・関連は真実である"と一律に主張するのはよくない．最近は，シミュレーションなどの手法を使って，誤分類の影響を定量的に検討する論文も多くなっている．

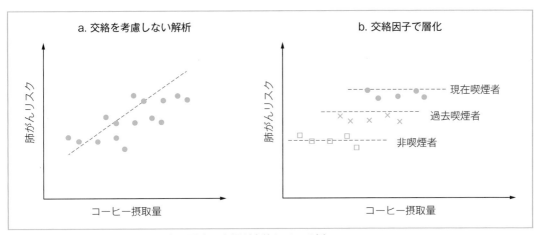

図2 コーヒーと肺がんの見かけ上の関連に喫煙が交絡している例

C 交絡因子

　曝露因子とアウトカムとの因果関係を検討する際に，両者の正しい関連を歪めてしまう要因がある場合，その要因を交絡因子（confounding factor）と呼ぶ．交絡因子はアウトカムの原因（または関連要因）であり，かつ曝露因子とも関連している．

　交絡因子が存在すると，調査対象とする曝露要因と調査目標とするアウトカムとを単純に（交絡因子を無視して）関連づけても，両者の間に存在する真の関連は観察できない．交絡因子は結果に偏り（バイアス）を与える原因の一つである．以下，二つの例で説明しよう．

例1）実際は関連がないのに，交絡因子のため見かけ上の関連が観察された例：「コーヒーと肺がんの見かけ上の関連に喫煙が交絡している例」

　現在の医学的知見では，喫煙は肺がんの原因であるが，コーヒーが原因とは考えられていない．そのことが明確でなかった過去において，コーヒー摂取量（曝露要因）と肺がん発症（アウトカム）との関連をある集団で検討したとする．もし，この対象集団でコーヒー摂取量の多い人ほど現在喫煙者＞過去喫煙者＞非喫煙者である傾向があれば，コーヒーを飲む人で肺がん発症が多いという見かけ上の正の関連が得られるであろう（図2a）．しかし，コーヒーと肺がんとに因果関係があるのか，隠れた真の原因として喫煙が影響しているかは，この解析結果からだけではわからない．

　この場合，図2bのように，対象者を現在・過去・非喫煙の3群に分けて解析をやり直してみると，いずれの群でもコーヒー摂取量と肺がんとに関連が認められず，全体でもコーヒーと肺がんは関連なし，と結論づけることができる．この場合「コーヒー（曝露因子）と肺がん（アウトカム）との見かけ上の関連には喫煙が交絡していた」，「喫煙はコーヒーと肺がんとの見かけ上の関連における交絡因子である」などと呼ぶ．

例2）実際は関連があるのに，交絡因子のため見かけ上，関連が観察されなかった例：「食塩と血圧の真の関連が，年齢による交絡のため観察されにくい例」

　図3aは，食塩摂取量と血圧との間に見かけ上は意味のある関連はないことを示しているが，同じデータを年齢階級別（ここでは年齢を3つの階級に分けている）に見直してみると，図3bのようにどの年齢階級でも食塩摂取量と血圧の間に正の関連が認められる．この場合，「食塩摂取量と

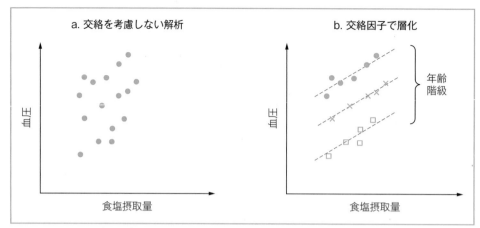

図3　食塩と血圧の真の関連が，年齢による交絡のため観察されにくい例
a：年齢による交絡のため食塩摂取量と血圧との関連が認められない．
b：交絡制御のため年齢階級で層別化すると食塩摂取量と血圧との正の関連が明らかとなる．

血圧との間には関連がある」が正しい結論である．これは，食塩摂取量とは独立に年齢が血圧と関連しているために，両者とも考慮して検討しなければ，正しい関連がみえてこないという例である．この場合は「食塩摂取と血圧との間に年齢が交絡していたため，交絡を考慮しない解析では関連が見出せなかった例」といえる．

a. 交絡の判定

　交絡の判断には，図4のような因果関係を矢印で示した図が参考になる．コーヒー（曝露因子：E）と肺がん（アウトカム：O）との例で説明する．コーヒーと肺がんとには見かけ上，正の関連が観察されたが，その陰には交絡因子（C）として喫煙が存在していた．この場合，交絡因子（C）には以下のような性質がある．①喫煙（C）は肺がん（O）の原因である，②現在喫煙＞過去喫煙＞非喫煙の順にコーヒー摂取量が関係していたように，喫煙（C）とコーヒー摂取（E）に分布上の関連がある，③しかし，"コーヒー摂取が多いことが原因で喫煙量が増え，やがて肺がんになる"という因果関係は考えにくい（もしこの関係が成り立っているならば，E→C→Oとなり，Cは図5で示した中間媒介因子となる）．

　以上を一般化すると次のようになる．①交絡因子（C）はアウトカム（O）の真の原因または予測因子である．②交絡因子（C）は曝露因子（E）と分布上の関連がある（C→Eの因果関係であってもよいが，本例のように因果関係がない場合も含む）．③交絡因子（C）は，曝露因子（E）とアウトカム（O）との因果の連鎖の中間には存在しない．一般に交絡因子はこの3つの性質を満たすことが多い（コラム「DAG」参照）．

b. 交絡の制御方法

　因果関係を検討する際は，交絡の存在を常に念頭におき，その影響をできる限り受けないよう対処する必要がある．具体的な対処方法にはさまざまなものがあるが，大きく分けて，データ取得時点までに行う方法（事前の対処法）と，解析時に行う方法（事後の対処法）とがある．事後では交絡制御がむずかしい場合もあり，できるだけ事前に行うことが望ましいと考えられている．

DAG (directed acyclic graph：非巡回有向グラフ)

DAG は事象間の因果関係を一定の規則に従って図示したものである．疫学分野において DAG は，事象間の因果関係に関する仮説の可視化や調整すべき交絡因子の検討に有用であり，21 世紀初めころから本格的に使用されるようになった．

ここでは DAG に関する主な規則と基本用語・考え方を説明する．

① DAG では変数同士を矢印（→）で結ぶことで因果の方向を表す．矢印があることから，有向グラフと呼ばれる．たとえば（X → Y）とした場合，X が Y に影響を及ぼす（＝原因である）ことを想定している．

② 出発点の因子に戻ってくる巡回経路（たとえば X → Y → Z → X）を作らないことがルールである．これらが "非巡回有向" と呼ぶ理由である．

③ （X → C ← Y）における C のように矢印が向き合っている箇所を合流点（collider，コライダー）と呼ぶ（図 a）．この場合，X から Y への因果関係はなく，X → C ← Y の経路は「閉じている」と表現する．たとえば，X：運動器疾患の既往，Y：呼吸器疾患の既往，C：入院歴などがある．しかし合流点 C を交絡因子と誤認して調整すると，本来は X と Y とは無関係にもかかわらず，両者に見かけ上の関連が生じてしまう．

④ （X → M → Y）のように，合流点を含まない経路は「開いている」と呼ぶ．経路を構成する矢印が X から Y への一方向性である場合，因果経路と呼ばれる．ここでは，M が中間因子（図 b）であり，X が Y に及ぼす影響は M を通じて作用することを表す．

⑤ 最後に（X ← Z → Y）のような場合は，Z が交絡因子であり，その存在によって X と Y に見かけ上の関連が発生する（図 c）．このように，X に向かう矢印から始まる経路をバックドア経路と呼び，合流点を含まないバックドア経路を「開いた」バックドア経路と呼ぶ．この場合，X から Y への因果関係を適切に評価するためには，交絡因子（Z）で調整し，「開いた」バックドア経路を閉じる必要がある．本例では，それにより X → Y の因果関係を正しく推測できることになる．

このように，DAG を用いると，すべての「開いた」バックドア経路を閉じるように調整すべき変数を整理し，交絡に対処できる．

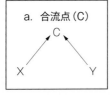
a. 合流点（C）

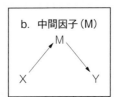
b. 中間因子（M）

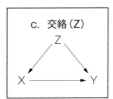
c. 交絡（Z）

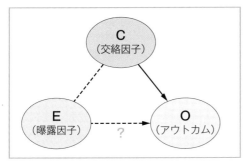

図4 交絡因子か否かの判定
E ---→ O（E が O の原因か否かを検証したい）
C -----E（C は E と関連あり）
C ──→ O（C は O の原因または予測因子である）
例：E ＝コーヒー，C ＝喫煙，O ＝肺がん（本文参照）

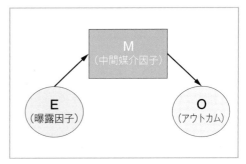

図5 中間媒介因子（中間因子）
図のように E → M → O の関係がある場合は，M は，E → O との関連における中間媒介因子である．たとえば E ＝食塩摂取，M ＝血圧，O ＝脳卒中．

表1　交絡因子（例：年齢）を混入させないための調査方法

調整方法	主に用いる研究手法	具体例
限　定	あらゆる疫学研究	ある年齢階級に限って行う
無作為化	ランダム化比較試験	年齢が偏らないように無作為に集団を2群に分ける
マッチング	症例対照研究	それぞれの症例に対して年齢が近い（±2歳未満などの）対照を選ぶ

限定は解析方法として実施することもできる.

表2　交絡因子を調整するための解析方法

解析方法の例	説　明
層別解析 ・マンテル・ヘンツェル検定* （Mantel-Haenszel test）	性別や年齢など，交絡因子と考えられるものについて，いくつかの群に分け（＝層化し）て，各層ごとに解析を行い，層ごとの結果を提示する方法. ・2つの要因間の関連を検討する場合に，調整したいカテゴリー因子で層別解析を行い，各層における効果指標（リスク比やオッズ比）を重み付け平均として数学的に統合し，1つの要約値として提示する方法. すべての層において効果指標が比較的同様であることを前提としている.
標準化	調整したい要因で層に分け，基準集団（1）または対象集団（2）の重みをつけて集団全体の平均の効果を推定する方法 [(1)：直接法の場合，(2)：間接法の場合].
多変量解析 [重回帰分析，コックス比例ハザードモデル（コックス比例ハザード回帰分析），ポアソン Poisson 回帰分析など]	結果（アウトカム）に影響を与えていると考えられている複数の因子で多項式をつくり，多項式によって推定される結果が，観察された結果をもっともうまく説明するように，多項式内の係数を決定する方法. アウトカムがカテゴリーである場合（多くの場合は，生存か死亡か，病気の有無，という2値である）は，ロジスティック回帰分析となる. このほか，アウトカムが時間の要素を含むカテゴリーである場合はコックス比例ハザードモデル（例：病気発症までの時間）を，事象の数などの場合はポアソン回帰分析（例：1年当たりの新規発症患者数）を用いることが多い.

*：マンテル・ヘンツェル法ともいう.

　事前の対処法には，①限定（restriction），②無作為化（randomization），③マッチング（matching）などがある（表1）. 横断研究，症例対照研究，コホート研究を含むあらゆる疫学研究で用いられるのが「限定」である. しかし，現実的にはこのような限定により十分な数の対象者が得られなくなる可能性があり，実行困難な場合が多い. なお，「限定」や「マッチング」を事後の対処として行う場合もある.

　事後の対処法（解析方法）には，①層別解析（stratified analysis），②標準化（standardization），③多変量解析（multivariate/multivariable analysis）などがある（表2）. このほかにも「傾向スコア」，「操作変数法」，「多重補完」などの統計手法も用いられるが，発展的手法のため本章での説明は割愛する（「10章　疫学で用いられる統計学的方法とその解釈」を参照）.

　図2b が交絡因子（喫煙）で層別解析して交絡の制御を行った例である. 層別解析と多変量解析とは必ずしも区別できるものでなく，多変量解析は部分的に層別解析を含んでいる. 複数の階層に分けて解析を行い，それを数学的に統合して結果を導くため，各層に割り当てられる対象者数が極端に少ない（たとえば，5人未満）場合は，信頼度の高い結果は得られない. したがって，事後の方法によって交絡因子の影響を調整したい場合には，調整したい因子の分布を調査前にある程度把握しておくことが必要である. さらに，解析に投入される因子の分布や誤分類の可能性および因子間相関などに関して適応上の留意事項があるため，調整したい因子を十分に調整することは実際には必ずしも容易ではない.

　標準化はおもに年齢による交絡に対して行われる手法である（「3章 C 指標の比較/2. 標準化死

亡比「間接法による年齢調整」）を参照」.

　いずれにせよ，交絡因子と考えられる変数は事前に調査項目に入れておくことが非常に重要である．調査していない項目には，これらの「事後の方法」を適用できない．また，結果を考察する段階で，交絡の可能性の大小を考慮する姿勢も重要である.

 レポート課題

1. この章であげた以外でバイアスに当てはまる例をあげ，なぜそれがバイアスであるのかを考えてみましょう.
2. 既出論文の疫学研究を読んで，交絡因子をあげてみましょう．また，その論文の中で交絡因子がどのように制御されているのかを考えてみましょう.

 交互作用（効果修飾，効果指標修飾）

　交絡と混同されやすい概念に交互作用（interaction）がある．ある因子の違いにより曝露因子とアウトカムとの関連が異なる場合に，その「ある因子」による交互作用がある，という.

　たとえば，年齢（曝露因子）と疾病（アウトカム）との関連を示した模式図（図 d）で説明しよう．まず図 d-1 に示したように，リスクの絶対値が男女で異なっていても関連の強さ（図では直線の傾き）が同じ場合は，性別による交互作用はなし，となる．次に図 d-2 のように，男性では年齢上昇とともに疾病リスクが上昇する一方，女性では年齢上昇とともにリスクが低下する場合，年齢と疾病との関連は性別による交互作用がある，という．この場合は関係の方向が男女で逆であるため，「定性的」な（または質的な）交互作用といえる．一方，図 d-3 では関係の方向は男女で一緒であるが，関連の強さ（傾き）が男女で異なっている．このような場合も性別による交互作用があるといい，「定量的」な（または量的な）交互作用と呼ぶ場合がある.

　交互作用の有無を検討するにはこの例のように，交互作用と考えられる因子で層別解析する方法がわかりやすい．そのほか，交互作用のある因子同士を掛け算した交互作用項を作成し，統計モデルに含める方法などがある.

　なお，交互作用をどのような統計モデルを用いて評価したかにより，同じデータでも結果が異なることがある．そのため，データで観察された交互作用を「統計学的交互作用」と呼び，生物学的・社会学的な（真の）交互作用とは区別することがある．統計学的交互作用が認められた場合に真の交互作用の存在が示唆されるが，詳細な機序を明らかにするためには疫学以外の研究手法も含めて探索していく必要がある．交互作用と同じ概念を効果修飾（または効果指標修飾）と呼ぶこともある.

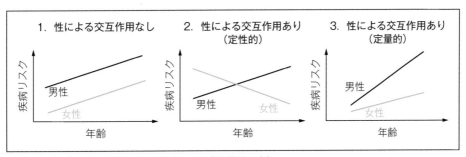

図 d　年齢と疾病との関係における性による交互作用の例

【計算例】

　重回帰分析を用いて，性別，年齢から，体重を推定する分析を行いたい．年齢と体重との関連には性別による交互作用が想定された．この場合，「性別×年齢」を計算してもう1つ変数を追加する（これを「交互作用項」という）．そして，統計計算ソフトで重回帰分析（線形回帰分析）を選び，従属変数（目的変数）に体重を，独立変数（説明変数）に，性別（x_1），年齢（x_2），性別×年齢（x_3）の3つの変数を指定して分析を実行する．それにより，表aの結果が得られた．

表a　体重に関する重回帰分析の仮想例

変　　数	B（回帰係数）	p
（定数）	50	0.001
x_1 性別（0：女性，1：男性）	10	0.008
x_2 年齢（0：若年，1：高齢）	−5	0.032
x_3 性別×年齢	15	0.012

性別×年齢は，2つの変数を乗算する．男性の高齢は1，その他は0となる．

　性別×年齢の交互作用項は$p=0.012$と有意であるので，交互作用があるといえる．また，体重 $y=B_0+B_1×x_2+B_2×x_2+B_3×x_3$ であることから，性別，年齢別の体重の平均について次のように求めることができる．「係数」はその変数についての計算で出てきた回帰係数Bである．

女性・青年の体重＝
定数50＋（係数10×性別0）＋（係数-5×年齢0）＋（係数15×（性別×年齢）0）＝50
女性・壮年の体重＝
定数50＋（係数10×性別0）＋（係数-5×年齢1）＋（係数15×（性別×年齢）0）＝45
男性・青年の体重＝
定数50＋（係数10×性別1）＋（係数-5×年齢0）＋（係数15×（性別×年齢）0）＝60
男性・壮年の体重＝
定数50＋（係数10×性別1）＋（係数-5×年齢1）＋（係数15×（性別×年齢）1）＝70

この結果から，このような図を描くことができる．

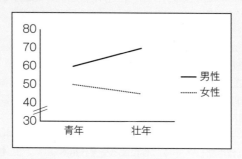

　また，ロジスティック回帰分析の場合も係数を使って同様に計算することができる．オッズ比で計算する場合には，各項の加算ではなく，各項の乗算で計算する．

7章 スクリーニング

学修のポイント

- スクリーニングとは，検査を用いて疾病への罹患の有無を，ふるいわけすることである．
- 検査の有効性の指標として，感度・特異度などがある．
- 複数の検査を比較する場合には，受信者動作特性（ROC）や曲線下面積（AUC）を参考にする．
- ベイズの定理を用いて，検査の事前確率と事後確率の関係を知ることができる．

A 定義・目的

1. 定 義

スクリーニング（screening）とは，比較的簡単かつ安価な検査を用いて，目的とする疾病（健康障害）の症状のない人を対象に，その疾病に罹患していそうなのか，罹患してなさそうなのかを，ふるいわけすることである．通常，検出可能な異常所見が出現する時期に行われる．

2. 目 的

スクリーニングを受けた集団において，その目的とする疾病の死亡率を減じることが究極の目的となる．二次予防の手段として重要であり，スクリーニングで陽性となった場合，確定診断のうえ，適切な治療を早期に受けることができる．

3. 対象疾病

症状が出る前の局面で発見可能な疾病であり，早期治療が症状進展後の治療に比較して明らかに効果が認められる疾病が対象となる．なお，有病率が対象者集団である程度高いことも必要である．早期発見，早期治療がその疾病の進展を遅らせ，あるいは進展を止め，治療が遅れるほどその治療効果が減じると仮定される場合に，スクリーニングの意義が存在する．

B スクリーニング実施上の原則

1. 臨床検査の条件

スクリーニングを含め，臨床検査には，信頼性（妥当性），有効性，安全性，簡便性，経済性などが求められる．信頼性は検査の正確さと精密さ，有効性は疾患の有無が判別できるか（診断），疾患の重症度を連続的に反映できるか（経過観察），といった点で検討することができる．

検査の正確性（accuracy）は誤差（系統誤差と偶然誤差）の程度によって示すことができる．正確さ，すなわち妥当性（validity）は，測定が真の値にどれだけ近いかで判断でき，系統誤差（バイアス，偏り）の程度を表す概念である．一方，信頼性（reliability）は，測定の安定性（再現性）で判断

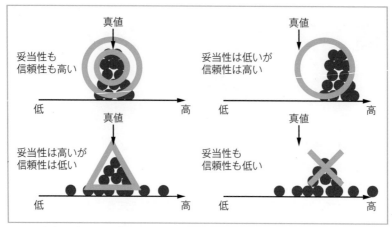

図1　検査の妥当性・信頼性と誤差の評価

表1　スクリーニングの原則

1. 目的とする疾病に罹患すると，重篤な健康問題が発生する 　➡頻度が高い，または頻度が低くても早期に治療する必要のある疾病 2. 早期に発見を行った場合に，適切な治療法がある 　➡早期発見は，その疾病を治療する方法の見通しが立つ場合にのみ行われるべきである 3. スクリーニング陽性者の確定診断ができる手技，施設がある 　➡陽性者の確定診断や疾病治療が受けられる保証が必要である 4. 目的とする疾病に，潜伏期あるいは無症状期がある 　➡潜伏期のない疾病（例：多発性硬化症）ではスクリーニングは困難である 5. 目的とする疾病に対する適切なスクリーニング検査法がある 　➡検査法は有効性（感度，特異度）が高く，測定者による変動が少ないことが条件となる 6. 検査方法が集団に対して適用可能であり，受け入れやすい 　➡省時間，安価，苦痛の少ない，危険を伴わないことが条件となる 7. 目的とする疾病の自然史がわかっている 　➡多くの調査研究により，疾病の自然史が明らかであることが望ましい 8. 患者，要観察者に対する追跡（follow-up）システムが確立している 　➡要観察者は，その後の経過を追跡観察されなければならない 9. スクリーニング事業の費用-便益が成立する 　➡スクリーニングにより疾病予防対策の効率の向上が期待されること 10. スクリーニングの意味，内容が受診者に周知されている 　➡スクリーニングに対する過度の期待を防ぐこと

（Wilson JMG et al：Principle and Practice of Screening for Disease, World Health Organization, 1968 より引用）

でき，偶然誤差の程度を表す概念である．精度（精密度，定度）（precision），再現性（reproducibility），一致度（consistency）などと呼ばれる．妥当性と信頼性の関係は図1のように要約される．当然ながら，妥当性も信頼性も高い検査がもっとも望ましいが（図の◎），既知の系統誤差はコントロールできる場合があるので，信頼性が低い検査よりは妥当性が低い検査のほうが使えるといった意味合い（図の○）で示している．

　有効性については，後述の感度，特異度などにより総合的に判断することが求められる．

　安全性，簡便性，経済性については，検査の種類，実施される状況により，求められる程度はさまざまである．症状のない多くの人に，ふるいわけのために実施されるスクリーニングでは，安全性，簡便性，経済性といった条件も，十分に検討しなければならない．

スクリーニングの原則については，表1のようにまとめられている．

C スクリーニングの有効性の検証

1. カットオフ値と陽性・陰性

　臨床的に例が多いので，検査で高い値が異常とされる場合について例示する．すなわち，疾患あり（患者）群のほうが高い値を示すことになる．ただし，残念ながら患者群と疾患なし（非患者）群との分布の山は明確に分かれている（図2a）わけではなく，一般的には両者の分布の一部は重なっている（図2b）．患者群と非患者群の山が完全に重なっていれば，その検査ではふるいわけが不可能である．すなわち，重なりの少ない検査がスクリーニングに適している．

　スクリーニングでふるいわけするためには，陽性か陰性かを判定するためのカットオフ（cutoff）値（スクリーニング・レベル）を設定しなければならない．カットオフ値を変更すれば，陽性者数，陰性者数は当然異なってくる．図2bのようにカットオフ値を設定した場合，カットオフ値よりも検査値が高い（右側に存在する）人がスクリーニング検査陽性であり，疾患あり（●）の人を真陽性（true positive：TP），疾患なし（●）の人を偽陽性（false positive：FP）という．反対に，カットオフ値よりも検査値が低い（左側に存在する）人が陰性であり，疾患なし（●）の人を真陰性（true negative：TN），疾患あり（●）の人を偽陰性（false negative：FN）と呼ぶ．これらをまとめると，表2のように表せる．

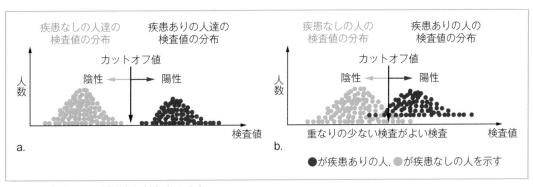

図2　スクリーニング検査と対象者の分布

表2　検査の結果と疾病の有無

検　査	疾　患		計	
	あ　り	な　し		
陽　性	TP	FP	TP+FP	検査陽性
陰　性	FN	TN	FN+TN	検査陰性
計	TP+FN	FP+TN		

疾患あり　　　疾患なし

2. 感度, 特異度

　スクリーニングで重要な指標として，まず感度 [敏感度，鋭敏度 (sensitivity：Se)] と特異度 (specificity：Sp) がある．真に疾患に罹患している者 (患者群) の中で検査陽性者の割合 (確率) を感度，また真に疾患に罹患していない者 (非患者群) の中で検査陰性者の割合 (確率) を特異度と呼んでいる．表 2 中の記号がそれぞれの人数だとすると，以下のように表すことができる．

$$\text{感度 (Se)} = \frac{\text{真陽性者数}}{\text{患者数}} = \frac{TP}{TP+FN}$$

$$\text{特異度 (Sp)} = \frac{\text{真陰性者数}}{\text{非患者数}} = \frac{TN}{TN+FP}$$

　分子，分母からみてわかるように，感度，特異度とも 0〜1 (0〜100%) の値を取る．
　偽陰性率 (false negative rate：FNR) は，患者の中で検査陰性 (偽陰性) になった者の割合で感度の裏側，偽陽性率 (false positive rate：FPR) は，非患者の中で検査陽性 (偽陽性) になった者の割合で，特異度の裏側を示す指標となる．

$$\text{偽陰性率 (FNR)} = \frac{\text{偽陰性者数}}{\text{患者数}} = \frac{FN}{TP+FN} = 1-Se$$

$$\text{偽陽性率 (FPR)} = \frac{\text{偽陽性者数}}{\text{非患者数}} = \frac{FP}{TN+FP} = 1-Sp$$

3. 検査の評価

　感度と特異度それぞれの値が高い検査がよい検査ということがいえるが，両者 (感度と特異度) はトレードオフの関係にあり，同じ検査方法でカットオフ値を変えて一方を高くしようとすると，もう一方は低くなる．検査方法を変えれば，感度・特異度ともに改善することもできる．
　同一の検査でカットオフ値を変えたときの感度・特異度の変化や，複数の検査方法を視覚的に評価する方法として，受信者動作特性 (receiver operating characteristic：ROC) 曲線がある (図 3)．これは，x 軸に偽陽性率 (1-特異度)，y 軸を感度とし，カットオフ値を変化させてそれぞれの値をプロットしたものである．左上の頂点が感度・特異度ともに 1 (100%) であり，理想的な検査 (図 3a) では，カットオフ値を低いほうから高いほうへ変化させると，感度が 1 のまま偽陽性率が 1 から 0 (特異度が 0 から 1) へ変化し，左の頂点を通過した後，偽陽性率 0 のまま，感度が x 軸上を 1 から 0 まで推移する (図 3a)．まったく無効な (役に立たない) 検査だと，右上と左下を直線で結んだ線をたどる．しかしながら，一般的な検査では，右上と左下の対角線の左上側の範囲内に，扇形の曲線を描く (図 3b)．左上の頂点に一番近い点がその検査における感度，特異度双方が高く，また，複数の検査を比較する場合には，扇形の頂点が左上に近い曲線を描く検査が好ましいと考えられる．
　なお，ROC 曲線の右下の部分の面積を曲線下面積 (area under the curve：AUC) と呼び，複数の検査を比較する場合，この面積が大きいほうが優れた検査ということができる．

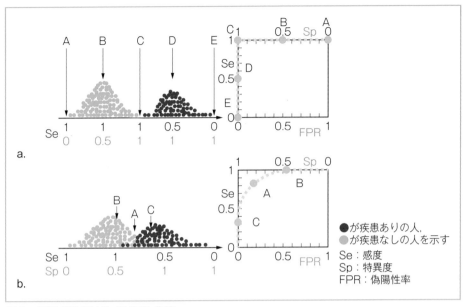

図3　受診者動作特性（ROC）曲線

4. 検査の適用

　スクリーニングを実際の対象集団に導入するときには，さらに検討が必要になる．スクリーニング陽性者に対して，その後の措置が可能か（精密検査や治療の技術的・経済的な問題も含め）どうかという点も考慮し，カットオフ値をどこに設定してふるいわけをするか，ということである．一般的には，感度，特異度双方が高くなるようカットオフ値を設定するが，見逃すと重大な結果を及ぼす疾病では偽陰性率が低くなるよう，確実な患者のみを把握したい場合には偽陽性率が低くなるよう，カットオフ値を設定する場合もある．

　次に，そのスクリーニングで何人陽性者が出て，そのうち何人が真に疾患を有しているのかを推定することが重要になる．偽陽性があまりにも多いと，精密検査に負担がかかる割には，真の患者の発見が少ないという，効率の悪いスクリーニングになるためである．偽陽性を数量的に判断する指標として，陽性反応的（適）中度（predictive value, positive：PVP）という指標がある．スクリーニングで陽性だった者の中で，真に疾患に罹患している者（患者）の割合（確率）を示す．スクリーニング陰性だった者の中で，真に疾患に罹患していない者（非患者）の割合（確率）は，陰性反応的（適）中度（predictive value, negative：PVN）といい，それぞれ以下のように計算する．感度・特異度が同じでも，対象疾患の有病率が低いとPVPが低い．その意味でも，ある程度有病率が高い疾患においてスクリーニングが有効である．

$$陽性反応的中度（PVP）＝\frac{真陽性者数}{陽性者数}＝\frac{TP}{TP＋FP}$$

$$陰性反応的中度（PVN）＝\frac{真陰性者数}{陰性者数}＝\frac{TN}{TN＋FN}$$

5. 事前確率・事後確率

スリーニングで陽性だった人が，真に疾患に罹患している確率を，事後（検査後）確率ということがあり，これは陽性反応的中度に等しい．スクリーニングを受ける前に，その受診者が疾患に罹患している確率のことを事前（検査前）確率といい，対象集団全体の有病率にあたる．

【計算例】

Q. 問診等から事前確率が50％と考えられる患者に，感度78％，特異度88％の検査を行ったところ，陽性であった．事後確率はいくつか．

A. 有病率50％の100名にこの検査を実施したと仮定すると下の表のような結果を得る．陽性反応的中度を計算して，39/45＝87％（検査が陰性の場合は，11/55＝20％）．

		疾病		合 計
		あり	なし	
検 査	陽 性	39	6	45
	陰 性	11	44	55
合 計		50	50	100

ベイズの定理

事前確率と事後確率の間には，ベイズの定理（Bayes' theorem）により次のような関係がある．

事後確率オッズ ＝ 事前確率オッズ × 尤度比

尤度比（likelihood ratio）とは，疾患を有する人がある検査結果となる確率を，疾患を有しない人が同じ検査結果となる確率で割ったもので，疾患がある人はない人の何倍同じ検査結果になりやすいかを示した指標である．下記のようにそれぞれ，感度・特異度から計算できる．

$$陽性尤度比 = \frac{疾病を有する人がある検査陽性となる確率}{疾病を有しない人が同じ検査陽性となる確率} = \frac{感度}{1-特異度}$$

$$陰性尤度比 = \frac{疾病を有する人がある検査陰性となる確率}{疾病を有しない人が同じ検査陰性となる確率} = \frac{1-感度}{特異度}$$

ある疾患が有すると推定される事前確率と事後確率の関係を，事前確率（有病率）p，事後確率（陽性反応的中度）p'，陽性尤度比を用いて表すと，以下のようになる．

$$\frac{p}{1-p} \times \frac{Se}{1-Sp} = \frac{p'}{1-p'}$$

この法則は，実際のスクリーニングや臨床で検査を行う場合に，非常に有用である．

レポート課題

1. 下の例（あるがんのスクリーニング）で，感度・特異度，陽性反応的中度・陰性反応的中度を求めてみましょう．

検査結果	疾病の有無（人）		合　計
	あり（がん）	なし	
陽　性	24	92	116
陰　性	5	166	171
合　計	29	258	287

2. 複数の集団で同じスクリーニングをする場合，どのような点に注意する必要があるかを考えてみましょう．

8章 情報収集方法

学修のポイント

- 疫学研究の情報には，調査目的にそって新たにデータを収集する一次情報と，別の目的のために収集された既存の関連データからなる二次情報がある．
- 調査票などによる調査方法には，自記式調査（郵送調査，留め置き調査，集合調査，インターネット調査）と他記式調査（面接調査，電話調査）がある．
- 調査票の設問の形式には，選択肢の中から1つあるいは2つ以上の項目を選んでもらう選択肢法と，質問に対して自由に回答してもらう自由回答法がある．

A 情報の種類

　疫学研究で使用する情報には，調査目的にそって新たにデータを収集する情報（一次情報），および別の目的のために収集された既存の関連データからなる情報やそれらを分析して得られる情報（二次情報）がある．情報収集を行う際には，調査対象について，標本の抽出方法を決め，調査票や客観的な方法により情報収集を行う．情報の取得には，状況に応じた方法での倫理的配慮や倫理審査委員会の承認などの手続きが必要となる．

1. 一次情報

　一次情報（primary information）には，対象者の回答などによる主観的情報（subjective information）と，計測や検体分析などによる客観的情報（objective information）がある．主観的情報は，調査票や面接などによって得ることができる．客観的情報は，血液検査，身体計測，身体能力検査，画像診断などによる情報がある．血液検査では，すぐに検査する場合や，DNAの抽出を行って凍結保存して将来的にゲノム解析を行う場合などもある．

　なお，対象者の回答でも生活習慣や日常生活動作などで客観的な状況を聞くものもあり，画像診断でも医師が主観的に読影するものもあり，明確に分けられない場合がある．

2. 二次情報

　二次情報（secondary information）としては，診療録情報，死亡情報，要介護認定情報，がん登録情報，および健康診査（健診）に関する情報などがある．健診の問診票情報などは，一部主観的な情報も含まれるが，多くは客観的な情報である．これらの情報に関しては，調査目的を念頭におきつつ，既存のデータソースが調査目的に照らし合わせて有用かどうか，これらのデータが正確で分析に利用しやすいかどうか，既存のデータシステムは相互運用可能かどうかなどを評価しつつ，利用する必要がある．

　なお，わが国には基幹統計があり，それぞれ厚生労働省，文部科学省，総務省などの管轄下で行

われている（「12章　保健統計調査」参照）.

B 　調査票などによる調査方法

　調査方法の種類を大きく分けると，調査対象者がみずから調査票に記入する自記式と，調査員が記入する他記式がある（表1）.　また，自記式においても，本人が記入することがむずかしい場合には，家族などが代理で記入する場合もある.　それぞれの調査方法には長所と短所があり，それらを踏まえて調査方法を選択する必要がある.

1. 自記式調査

a. 郵送調査

　郵送調査は，対象者に調査票を郵送し，回答を記入した後に調査票を返送してもらう方法である.　この方法は，広範囲に居住する多くの人を対象にでき，対象者の時間的都合や在宅の有無を考慮する必要がなく，時間的な制約を受けない.　また，対象者の人数が非常に多くても同時に調査でき，かつ費用が比較的安くすむ.　しかし，一般的に回収率が低いことが多く，また対象者宛に郵送しても別人（家族など）が記入する可能性もあるが，それを確認できない.

表1　主な調査方法とその特徴

	自 記 式		
	郵送調査	留め置き調査	集合調査
方　　法	対象者に調査票を郵送し，回答を記入した後に返送してもらう方法	調査員が対象者を訪問して，調査票に回答を記入するように依頼し，後日再訪問して回収する方法	学校や職場など1つの部屋に集まった対象者に調査票を配布し，回答を得る方法
調査対象者数	多人数でも可能	多人数でも可能	多人数はむずかしい
記録者	被調査者	被調査者	被調査者
回収率	およそ30~70%（低い場合が多い）	高い	高い
回答の漏れ	多い	少ない	多い~少ない
回答者本人の確認	不可能	可能	可能
プライバシーにかかわる質問	可能	可能	やや困難
長　　所	・広範囲に居住する多くの人を対象にできる ・費用が比較的安い	・広範囲に居住する多くの人を対象にできる ・組織的な協力が得られれば，多人数の対象者を高い回収率で調査できる	・対象者を目の前にして説明を行うので，説明内容が均一にできる ・対象者の出席のもとに行うので，高い回収率が期待できる ・一般に費用は安い
短　　所	・対象者宛に郵送しても，別人（家族など）が記入しているおそれがある	・面接調査と比べると，質問の意図の徹底は不十分になることもある	・調査会場に対象者を集める際，対象とするグループに偏りが生じるおそれがある

　調査票の回収率を向上させるためには，督促状を出したり，謝礼を出したりなど工夫が必要である．督促状は，回答の御礼と督促を兼ねた葉書を対象者全員に出す方法や，未回答の人のみに調査票を再度送って督促する方法などがある．

b. 留め置き調査

　留め置き調査とは，配票調査ともいい，調査員が対象者を訪問して，調査票に回答を記入するように依頼し，後日再訪問して調査票をチェックしながら調査票を回収する方法である．国勢調査では，この方法が用いられている．配布または回収のいずれかを郵送によって行う方法もある．組織的な協力が得られれば，多数の対象者を高い回収率で調査できる．プライベートな質問については，封筒に入れて回収する場合は比較的回答しやすいが，回収時に内容を確認される場合には回答が躊躇されうる．

c. 集合調査

　集合調査とは，学校や職場など1つの部屋に集まった対象者に調査票を配布し，回答を得る方法である．この方法は，対象者を目の前にして説明を行うので，説明内容が均一にでき，対象者の出席のもとで行うので，高い回収率が期待できる．しかし，調査会場に対象者を集める際，出席者が

自　記　式	他　記　式	
インターネット調査	面接調査	電話調査
インターネットで調査し，回答を得る方法	研究者（あるいは調査員）が直接面接し，口頭で質問する方法	電話を用いて，研究者（調査員）が対象者に質問し，回答を記録する方法
多人数でも可能	多人数はむずかしい	面接より多人数でも可能
被調査者	調査者	調査者
低い	ほぼ100%	比較的高い
多い〜少ない	少ない	少ない
不可能	可能	不可能
可能	困難	やや困難
・対象者の時間的都合や在宅の有無を考慮しなくてよいので，時間的な制約を受けない ・対象者の人数が非常に多くても，同時に調査できる ・一般に費用は安い	・指示的面接調査：回答もれや不適切な回答を最小限にとどめることができる ・非指示的面接調査：詳細な状況を聞き出せる	・電話を通しての面接調査であるので，質問の意図の徹底や回答の確認ができる ・電話を利用することにより，調査員の交通費が不要になることから，面接調査より費用が安い
・対象者本人が回答しているかは分からない	・指示的面接調査：時間と費用がかかる ・非指示的面接調査：熟練した面接技術を要する	・耳の遠い人や電話で話すのが苦手な人には回答を拒否されることがある

特定の特性をもつグループに偏るおそれがあり，また会場のセッティング方法や雰囲気などで対象者の回答内容が一定の方向に流れる可能性がある．

d. インターネット調査

何らかのサイトに会員登録している人などを対象とする場合が多く，簡便に調査を行うことができる．選択バイアスが大きくなるおそれがあるが，研究目的によっては有用である．

2. 他記式調査

a. 面接調査

面接調査とは，研究者（あるいは調査員）が直接面接し，口頭で質問することにより，データを収集する方法である．面接調査は，質問の形式により指示的面接調査と非指示的面接調査に分けられる．指示的面接調査とは，質問項目を事前に決めておき，それに従って面接する方法である．この面接調査は，回答もれや不適切な回答を最小限にとどめることができるが，調査員の影響が結果に現れやすいという特徴もある．非指示的面接調査は，詳細な状況を聞き出せるが，調査者の熟練した面接技術を要する．

b. 電話調査

電話調査とは，電話を用いて，研究者（調査員）が対象者に質問し，回答を記録する方法である．電話番号をすでに把握している対象者に実施する方法のほか，無作為に選定した番号に電話する方法（random digit dialing：RDD）がある．この方法は，電話を通しての面接調査なので，質問の意図の徹底や回答の確認ができ，費用も比較的安くすむ．しかし，耳が遠い人や電話で話すのが苦手な人には回答を拒否されることがある．

C　調査票と依頼文

調査票は，①調査名，②基本的属性（フェースシート），③本体，④謝辞からなることが多い．調査名は，研究の正式名称とは異なってもよいので，対象者が親しみやすく，対象者から研究事務局に問い合わせる場合にお互いにわかりやすい名称をつけるとよい．

調査票を送る際には，依頼文が必要となる．依頼文は，調査の目的，協力を依頼したい旨，回答期限，回収方法，研究の実施主体，問い合わせ先，そのほか倫理的に説明が必要な事項などを記載する．インフォームド・コンセントの意義，および調査に協力しようと思ってもらえるという意義がある．

1. 調査票の作成

調査票の冒頭には，質問に答えやすいように，調査票の記入の仕方についてわかりやすく説明する必要がある．調査票全体のデザインとして，質問文をだらだらと記載するのではなく，質問の流れをわかりやすくするために，質問を主なカテゴリー別に分類し，各カテゴリーの冒頭に見出しあるいは短い説明文をつけて区分するとメリハリのある調査票になる．カテゴリー別に分類したときに，性別，年齢などの単純な質問は，最初のほうで回答してもらえるように配置したほうが，対象

表2　質問文作成時の注意事項

1. 専門用語と略語は使わない
2. 簡潔で明瞭な表現にする
3. 1つの質問文で2つのことは聞かない
   例：「腹痛や腰痛がありますか」
4. 否定語と否定疑問文を使わないようにする
   例：「……でない」「……ではないですか」
5. 仮説にあげた変数を質問文に組み込む

表3　調査票における設問形式

設問形式	解　説	例
1. 選択肢法	あらかじめ準備されている選択肢のなかから選ぶ方法	
1) 多肢選択法	複数の選択肢のなかから，1つを選ぶ方法	【問】ご家族はどのような構成ですか． ①独居　②夫婦のみ　③2·3世帯　④その他
2) 複数選択法	複数の選択肢のなかから，当てはまるものを複数選ぶ方法	
（1）無制限複数選択法	当てはまるすべての回答を選ぶ方法	【問】次のうちで，好きな食べ物にすべて○をつけてください． ①肉　②魚　③野菜　④果物‥‥‥
（2）制限複数選択法	あらかじめ指定された数を選ぶ方法	【問】好きな食べ物を2つ選んでください． ①肉　②魚　③野菜　④果物‥‥‥
3) 順位法	選択肢に順位をつける方法	
（1）完全順位法	すべての選択肢に順位をつける方法	【問】次の食品のうち，よく食べている食品はどれですか．食べている回数が多い順に番号をつけてください． 肉〔　〕魚〔　〕野菜〔　〕果物〔　〕‥‥‥
（2）一部順位法	選択肢の一部にのみ順位をつける方法	【問】次の食品のうち，1番多く食べている食品はどれですか．2番目に多く食べているものはどれですか．番号で答えてください． ①肉　②魚　③野菜　④果物‥‥‥ ・1番多く食べている食べ物〔　〕 ・2番目に多く食べている食べ物〔　〕
4) 評定法	評定尺度を用いた選択肢法	【問】ご自身の健康状態は以下のどれにあてはまりますか． 　　　非常に　どちらかと　どちらとも　どちらかと　非常に 　　　　　　いえば　　いえない　　いえば 　　　　1　　　2　　　3　　　4　　　5 　健康 ├─────────────────┤ 不健康
5) 一対比較法	2つの選択肢を比較し，1つのみを選ぶ方法	【問】次の2つの食品のうち，あなたはどちらの食品が好きですか． ①肉　②魚
2. 自由回答法	質問に対し，自由に回答する方法	【問】育児支援についてあなたの考えを自由にお書きください．

者に回答しやすい印象を与えることができる．なお，質問文作成時の注意事項は表2に示すとおりである．

2. 設問形式

　設問の形式は2つに大別でき，あらかじめ準備した選択肢の中から1つあるいは2つ以上の項目を選んでもらう選択肢法と，質問に対して自由に回答してもらう自由回答法がある（表3）．自由

回答法は，言葉で自由に記載してもらう形式であり，質的研究や混合研究法（質的データと量的データを統合する研究手法）として活用できる．一般的に，数量的に分析するのであれば選択肢法を用いることが多い．多くの人を対象とする調査において自由回答法を用いた場合には分析が困難になることも多く，大規模調査には用いないほうが無難であろう．しかし，職業や死因など種類が多数ある場合には自由回答法により回答してもらい，後から分類する場合もある．

　多肢選択法とは，複数の選択肢の中の1つを選ぶ方法であり，この多肢選択法はもっともよく用いられる設問形式である．複数選択法とは，複数の選択肢の中からあてはまるものを複数選ぶ方法であり，このうち該当するすべての選択肢を選ぶ方法を無制限複数選択法，決められた数だけ選ぶ方法を制限複数選択法という．順位法とは，選択肢に順位をつける方法であり，すべての選択肢に順位をつける方法を完全順位法といい，選択肢の一部についてのみ順位をつける方法を一部順位法という．評定法とは，選択肢が評定尺度をなしており，たとえば対象者の健康状態について尋ねた設問に対して選択肢が，「非常に健康」「どちらかといえば健康」「どちらともいえない」「どちらかといえば不健康」「非常に不健康」というように，評定になった選択肢から選ぶ方法である．一対比較法とは，2つの選択肢を比較し，どちらか1つを選ぶ方法である．その他の回答形式としては，visual analogue scale（VAS）などもある．これは，調査票に長さ10 cmの横棒を描いておき，左端は「まったく該当しない」，右端は「完全に該当する」ものとして記載しておく．回答者には，自分の答えに当てはまる場所に印をつけてもらい，調査者が左端からの長さを計測してデータ化するというものである．

　以上，設問の形式について概説したが，調査票を作成するときには，回答者の負担が少なく，無回答や回答まちがいを最小限に抑えられ，かつデータ収集後の処理と分析が容易にできるということを念頭において，適切な設問形式を選択する必要がある．

 レポート課題

1. 日本の基幹統計調査（国勢調査，人口動態調査，国民生活基礎調査など）や，国内外でよく知られた疫学調査について，公表されている調査票の内容を調べてみましょう．また，それらの調査の目的や概要とともに，どのような工夫がされているかを考えてみましょう．

9章 情報処理

学修のポイント

- 情報処理技術の進歩は日進月歩であるから，体系的な知識の取得やブラッシュアップを行うことが望ましい.
- 疫学研究を進めるうえで，情報セキュリティの7要素（①機密性，②完全性，③可用性，④真正性，⑤信頼性，⑥責任追跡性，⑦否認防止の確保）に留意しなければならない.
- 先行研究や類似研究を調査するうえで文献検索は欠かせない. 文献検索技術を習得することは，よりよい研究にもつながる.

A 情報処理の基礎

1. 保健医療情報

保健医療情報は，2つに大別される. 1つは保健事業や診療活動を実施する目的のために対象者個人から得られる一次情報で，個人情報保護法に定める個人情報と，要配慮個人情報が含まれる. 疫学研究で取り扱う情報は，匿名化されていない個人の診療情報，健診結果（問診票，検査結果および判定）が含まれることから，センシティブに取り扱うことが求められる. 2つ目は，一次情報を使って集計や解析を行って得られる情報であり，これを二次情報という.

保健医療情報には，一次情報と二次情報がある. 疫学研究では，個人の診療情報，健診結果（問診票，検査結果および判定）など，個人情報保護法に定める個人情報と，要配慮個人情報が含まれる場合が多い. 氏名などが含まれる情報はもちろん，それらが削除された情報についても他の情報と照合することで個人が識別できる場合があり，また対象者の自己決定権を保障するためにも，情報セキュリティの確保や倫理面での必要な手続きなどにより，慎重に取り扱うことが求められる.

2. データの電子化

電子化とは，紙の書類などの記録をコンピューターで扱えるようにデジタルデータにすることである. 質問紙調査を行う場合，得られた情報を表計算ソフトへ入力したり，OCR装置により読み取ることで，デジタルデータとすることができる. 効率的な電子化とデータ精度の向上のためには，質問紙設計の際に，調査項目のデータ種別（文字，数値，コード，カテゴリーなど），設問間での回答の論理的不整合や外れ値，欄外記載の取り扱いなどの入力ルールをあらかじめ決めておく必要がある. データを電子化することで，紙媒体の保管場所を減らしたり，複製や加工，情報共有が容易に行うことができるうえ，紛失のリスクも低くなる. 反面，不適切な管理による情報の漏えい，インターネット上への意図しない拡散，長期間経過するとデータの読み込みができなくなる，などが起こるリスクが高まる.

3. データベース

　データベース（database）は，データの保管，管理，抽出が主な役割であり，あらかじめ仕様が定義され，整理されたデータが格納される．データベースには，①データの紛失や破壊を防ぎデータを安全に保管できる，②データベースマネジメントシステム（database management system：DBMS）を使うことで大規模大容量のデータでも安定的な処理ができるなどの特徴がある．

　データには CSV や表計算ソフトなど事前に定めた構造に整形された構造化データと，テキスト，動画，音声，センサーログなどの非構造化データがある．データベースには，構造化データの検索に優れた SQL 言語（structured query language）を用いるリレーショナルデータベース（relational database：RDB）と，膨大で多様性のあるビックデータなどの非構造化データの処理に適している NoSQL（Not only SQL）がある．どのようなデータを取り扱うかや，データ量により適切なデータベースを選択する必要がある．

4. レコードリンケージ

　レコードリンケージ（record linkage，名寄せ）とは，1つの統計調査データからだけでは得ることのできない重要な情報を得るために，個人同定情報（氏名，生年月日，性，年齢，郵便番号，保険者番号など）や識別コード（ID）を手がかりとして，同じ対象者に実施された複数の統計調査データを連結（照合）して利用することである．レコードリンケージを行うことにより，分析に利用できるデータの情報量を増やすことができる．データ精度を高めるためには，適切な手順の設計と記録，作業履歴の管理を行うことでデータ整合性を保証する必要がある．

B 　情報セキュリティ

　コンピューターやネットワーク上にある情報や情報システムなどを，不正なアクセスや漏えい，改ざん，破壊などから守るために，①機密性，②完全性，③可用性の確保が必要であるとされてきたが，近年ではこれに加え，④真正性，⑤信頼性，⑥責任追跡性，⑦否認防止の確保を合わせ，情報セキュリティ（information security）の7要素が求められている．

①機密性（confidentiality）を確保するためには，パスワードによる管理と認証，入退室管理，アクセスログの取得，メールの暗号化などの対策を行う．情報の漏えいや流出を防ぐため，権限を持たない者には情報やデータにアクセスさせないことが必要である．

②完全性（integrity）を確保するためには，データのバックアップシステムの構築やデータそのものの暗号化，データ利用ログの取得，デジタル署名などの対策を行う．権限をもたない者によるデータやウェブサイトの改ざんを防ぎ，情報が正確で不足がない状態が担保されることが必要である．

③可用性（availability）を確保するためには，電源やシステムの二重化，負荷分散装置の設置，定期的なバックアップと世代管理，オフラインバックアップ，冗長化のための予備サーバやネットワーク機器の確保，システムのクラウド化などの対策を行う．ランサムウェア^{注)}感染やDoS（Denial of Service）攻撃，DDoS（Distributed Denial of Service）攻撃などを受けても長期間のシステムダウンを防ぎ，権限をもつものがいつでもデータにアクセスできる状態が担保されることが必要である．

注）感染するとコンピューターなどに保存されているデータを暗号化して使用できない状態にし，そのデータを復号する対価として金銭や暗号資産を要求する不正プログラム．電子カルテシステムが感染し，長期間にわたり診療行為や入院患者の受け入れができないなどの障害も発生している．

④**真正性**（authenticity）を確保するためには，二段階認証や生体認証を含む多要素認証システムの導入，デジタル署名などの対策を行う．不正アクセスを防ぎ，情報やシステムへアクセスした者がなりすましでないことが証明されることが必要である．

⑤**信頼性**（reliability）を確保するためには，不具合を起こさないようなシステムやソフトウェアの設計を行い，それに基づいた構築を行うこと，操作ミスによるデータの改ざんや消去を防止する仕組みの実装などの対策を行う．データやシステムを利用した動作が，意図した通りの結果が出ることが担保されることが必要である．

⑥**責任追跡性**（accountability）を確保するためには，システムやデータベース，ネットワークなど複数のログ（操作履歴，ログイン履歴），タイムスタンプを取得，ログのバックアップなどの対策を行う．ログの消去，改ざん，漏えいを防ぎ，情報やデータについて行われた閲覧や偏向などの動作がどの利用者によって行われたか操作であるかを過去に遡って識別できるようにしておくことが必要である．

⑦**否認防止**（non-repudiation）を確保するためには，責任追跡性のための対策と同様の対策を行う．システムの利用や操作，データの送受信などセキュリティ上の重要な行動をしたことについて，行動を行った組織や個人から後から否認されないよう証明できるようにしておくことが必要である．

　コンピュータウイルス感染による情報漏洩，データの改ざんや破壊を防ぐためには，① OS やWeb ブラウザ，ウイルス対策ソフト，周辺機器のファームウェアの更新と最新化，② ID とパスワードの適切な管理，③パーソナルファイアウォールやフィルタリング機能をもつルーターの導入などの対策がある．個人で行うべき対策として，不審なメールや添付されたファイルを開かない，怪しい Web サイトの閲覧やファイルのダウンロードをしない，USB メモリの使いまわしや貸し借りをしないなどが重要である．

C 文献検索

1. 一次情報と二次情報

　文献の分類における一次情報とは，症例報告や記述疫学，横断研究，コホート研究，ランダム化比較試験などのオリジナルの研究論文をいう．二次情報とは，一次情報の内容を要約し，タイトル，著者名などをつけ，検索しやすくしたデータベースや一次情報を加工して作成した系統的レビュー，診療ガイドライン，教科書などをいう．なお，保健医療情報の一次情報や二次情報とはやや意味が異なる．

　雑誌論文には，オリジナルな成果を発表する原著論文も，二次資料情報とされるレビュー論文も含まれている．国内雑誌のデータベースとしては，医学中央雑誌，CiNii Research，J-STAGE などがあり，国際雑誌のデータベースとしては，PubMed や MEDLINE（医学），CINAHL（看護），PsycINFO（心理学）などがあり，臨床試験の系統的レビューのデータベースとしては The Cochrane Libraly がある．このほかにも，多分野の学術資料の検索と閲覧が日本語，英語を含め

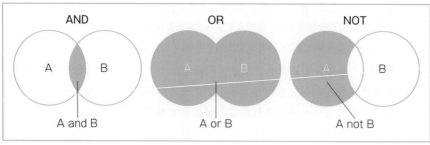

図1　演算子の意味

多言語で利用できるサービスとして Google Scholar がある.

2. 文献検索の方法

　論文のデータベースでは,著者名,タイトル,キーワードなどで文献検索 (literature search) が可能である.データベースの検索では,キーワードを組み合わせて検索することが多く,「AND」,「OR」,「NOT」という演算子を使用する.

　キーワードを A, B とすると,図1 に示すように,①「AND」(A and B) は A と B の両方を含んだ文献を,②「OR」(A or B) は A と B のいずれか1つを含んだ文献を,③「NOT」(A not B) は A を含む文献から B を含む文献を除いた文献を検索する.

　医学中央雑誌 Web 版では,

①「AND 検索」の場合,検索ボックスの中に「糖尿病　運動療法」のように2つのキーワードを入力し,「糖尿病患者の運動療法」に関する文献を検索する.

 進化するテクノロジーと疫学,データサイエンスの未来

　医療 DX (digital transformation) というキーワードでさまざまな取組みが話題となっている.たとえば,診療情報の電子化やデータ利活用による健康寿命を延ばす新しいヘルスケアサービス,ICT (情報通信技術) 技術を用いた遠隔医療・診断の実現,ウェアラブル端末やセンサー技術によるバイタルデータの取得,モバイル端末を用いた PHR (personal health record) などがあげられる.その一方で,新しい技術の出現は,倫理面や法制度,個人情報保護や情報セキュリティなどの課題解決のみではなく,利用者にも相応のリテラシーが求められている.

　疫学は「データサイエンス」と言い換えられることが多い.しかしながら,データさえあれば何とかなるという思い込みは,データを提供してくれる人々への敬意や,データを大切に取り扱う姿勢をも見失わせることになりかねない.

　AI (人工知能) が文献調査し,悉皆的なリアルワールドデータ (real world data : RWD) をすべての変数で総当たりに解析し,ChatGPT に代表される生成系 AI が論文化するような未来,すべてがブラックボックスで行われてしまう世界がもうすぐ実現するだろう.しかしながら,疫学に求められる役割はこれまで以上に重要になっていく.このような変化に対応するためにも,疫学を含め周辺分野の知識のブラッシュアップを続けることが必要不可欠である.

②「OR 検索」では，「運動療法 or 食事療法」のように，キーワードの間に「OR」とスペースを入れて，「運動療法もしくは食事療法」に関する文献を検索する．

③「NOT 検索」では，「脳血管障害 not くも膜下出血」のように，キーワードの間に「NOT」とスペースを入れて，「くも膜下出血以外の脳血管障害」に関する文献を検索する．

　　演算子の優先順位は「NOT」＞「AND」＞「OR」の順であるが，演算子「（　）」を使うと「（　）」で囲んである条件が優先される．

④ A or B and C では，「B と C の両方を含んだ文献」か「A を含んだ文献」のいずれか 1 つの条件を満足する文献が検索されるが，

⑤（A or B）and C では「A か B のいずれか 1 つを含んだ文献」と「C を含んだ文献」の両方の条件を満足する文献を検索する．

　　キーワードで検索する場合には，「統制語（同義語の代表となっている言葉）」を使用して検索すると，もれがない．「統制語」を定めた辞書をシソーラス（thesaurus）といい，医学中央雑誌 Web 版には「医学用語シソーラス」，PubMed には「medical subject headings（MeSH）」がある．

 レポート課題

1. 厚生労働省の医療分野の情報セキュリティに関するガイドラインを調べてみましょう．

10章 疫学で用いられる統計学的方法とその解釈

学修のポイント

- 疫学データは，連続型変数や離散型変数などからなる．
- ヒストグラムなどで分布を確認して，分布の形により適切な代表値を集計する．
- ばらつきの評価には，分散や標準偏差などを用いる．
- 標本調査の目的の1つは，点推定や区間推定などの母集団の性質を推定することである．
- 検定は観察や実験の結果として観察された差（や関連）が偶然変動で説明できるのか否かを判断することが目的である．
- 2つの変数間の相関を表す方法として相関係数などが用いられる．
- 疫学研究では，ロジスティック回帰分析やコックス比例ハザードモデルによる多変量回帰分析などにより潜在的交絡因子を調整して，関連を推定することが多い．

A 疫学データの整理

疫学研究で得られたデータを解析するにあたり，まずデータの性質を分類し，データの特徴を指標によって表す．

1. 母集団と標本

疫学研究において，研究対象として想定している集団全体の集合を母集団という．たとえば，ある自治体の全住民，日本人全体，すべての人間などが該当する．その母集団全体を調査する場合を，悉皆調査という．しかし，実際には悉皆調査は実施困難なことが多いので，通常は母集団から，実際に調査する一部の個体の集合，すなわち標本を抽出し，調査を行う標本調査によって，母集団の性質を推測する（「2章 疫学を理解するための基本」参照）．

2. 疫学データの性質

疫学データは，連続型変数や離散型変数などからなる（表1）．

3. データの分布

次に，得られたデータの性質を分析するために，データの分布の可視化を行う．

a. ヒストグラム

ヒストグラム（histogram）は，連続型変数をいくつかの階級に分けて各階級のデータ数（度数）を図で示し，分布の型をみて，分布の中心位置，ばらつき，ゆがみ（左右どちらの裾が長いか）の程度などを視覚的に確認する（図1）．

表1　**統計データの分類**

種　類	定　義		例
1. 連続型変数 (continuous variable)	量的に測定できる連続的な測定値*	**比例尺度** (ratio scale)	例) 身長，体重，血圧，血清総コレステロール
		間隔尺度 (interval scale)	例) 摂氏温度 (℃)，西暦
2. 離散型変数 (discrete variable)	●カテゴリーが2つ：**2値尺度** (binary scale)**		例) 疾病の "あり"，"なし"
	●カテゴリーが3つ以上：順序関係のある順序尺度と，分類のための名義尺度がある	**順序尺度** (ordinal scale)：飛び飛びの値をとり，順序関係はあるが絶対量としての意味はない測定値	例) 健康状態が，よい，ふつう，よくない．眼底所見のキース・ワグナー Keith-Wagener 分類 (0，I，II，III，IV度)
		名義尺度 (nominal scale)：順序関係がない分類のための変数	例) 職業の管理職，事務職，技術職

　*：0が「ない」という絶対的な意味をもつ場合は比例尺度．変動係数 (標準偏差/平均) が計算できる．
**：2値尺度は名義尺度に含める場合もある．

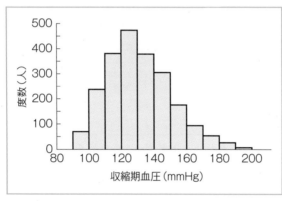

図1　**ヒストグラム**

b. 正規分布

　正規分布 (normal distribution) は，左右対称でベル形をした分布である (図2a)．疫学で扱う連続型変数はこの形に近いものが多い (例：身長)．図2b のように分布の裾が右 (高値側) に長い場合は "右にゆがんでいる" という (例：中性脂肪や肝機能)．この場合，対数変換することでゆがみが小さくなり，左右対称の正規分布に近づくことがある (対数正規分布)．分布が右にゆがんでいる測定値は，対数変換を試みたほうがよい．

4. データの要約

　可視化されたデータから，データの分布の特徴を指標 (数値) によって表す．
　要約統計量は，測定値の分布の中心がどのあたりにあるのか，データがどの程度ばらついているのかを簡潔に示すための指標であり，中心的傾向の指標 (平均値，中央値，最頻値，幾何平均)，ばらつきの指標 (分散と標準偏差，変動係数，範囲，四分偏差，四分位範囲) がある．

a. 中心的傾向の指標：代表値

　測定値の分布の中心位置を表すための指標．総称して代表値ともいう．
　①平均値 (mean)：算術平均値．測定値の合計をデータ数で除した値．

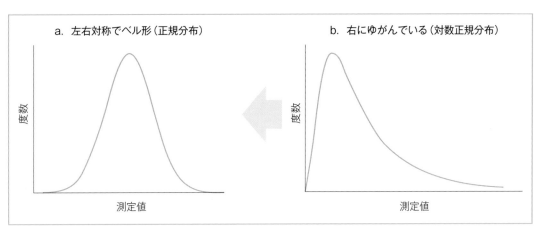

a. 左右対称でベル形（正規分布）　　　b. 右にゆがんでいる（対数正規分布）

度数　　　　　測定値　　　　　度数　　　　　測定値

図2　正規分布・対数正規分布
b の測定値を対数変換［横軸を log（測定値）に］すると，左右対称（a）になる．

$$平均値 \bar{x} = \frac{1}{n} \Sigma x_i \text{（ただし，} n \text{はデータ数，} \Sigma x_i \text{は測定値の合計）}$$

②中央値（median）：測定値を小さい順に並べたとき，その並びの真ん中にある測定値．データが偶数個の場合は，真ん中の2つの値の平均値を中央値とする．

③最頻値（mode）：測定値の中で出現度数が最大のもの．

④幾何平均（geometric mean）：すべての測定値をかけ合わせて，その n 乗根をとった値．ただし，この方法は計算しにくいので，通常はまず測定値の対数の平均値

$$\overline{X} = \frac{1}{n} \Sigma \log_e (x_i)$$

を求め，これを指数変数（$e^{\overline{X}}$）する（e は自然対数の底 ≒ 2.718）．

測定値の対数が左右対称に近い分布になる場合（＝対数正規分布）によく用いられる（例：中性脂肪，γ-GTP）．

⑤調和平均（harmonic mean, subcontrary mean）：測定値の逆数の算術平均の逆数．測定値の逆数をすべて合計し，その値を分母，データ数を分子として算出した値．算術平均，幾何平均と併せてピタゴラス平均と呼ばれる．

⑥各代表値の関係：測定値の分布が正規分布であれば，平均値，中央値，最頻値は一致するが，対数正規分布では，かなりずれる（図3）．どの指標を代表値として用いるかは，データの性質，分布の形，目的に応じて決める．図 3b のゆがんだ分布では，平均値よりも中央値や幾何平均のほうが分布の中心的傾向をよく表し，率の平均値を取る場合には調和平均が中心的傾向をよく表す．

b. ばらつきの指標

分布のばらつきの程度を表すための指標．

①分散（variance）と標準偏差（standard deviation：SD）：

$$分散 \sigma^2 = \frac{1}{n-1} \Sigma (x_i - \bar{x})^2 \quad 標準偏差 \sigma = \sqrt{分散}$$

標準偏差が大きいほど，データのばらつきの程度が大きいことを意味する（図4）．前述の式は，厳密には不偏分散および不偏標準偏差（または標本標準偏差）といい，標本を用いて母分散および母標準偏差を推定した数値になる．疫学研究はほとんどが標本調査なので，単に標準偏差といえば

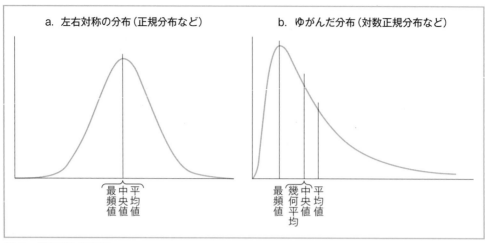

図3　分布型と代表値

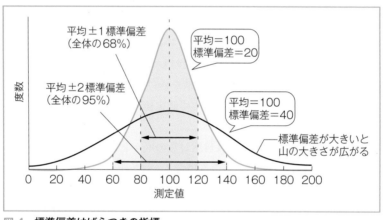

図4　標準偏差はばらつきの指標

不偏標準偏差を指す．測定値が正規分布に従うとき，平均値±標準偏差の範囲に全測定値の68％，平均値±2×標準偏差の範囲に95％が入るという性質がある．

②変動係数（coefficient of variation：CV）：標準偏差を平均値で除した値．平均値の異なる測定値のばらつきの程度を比較する場合に用いる．

③四分位範囲と四分位数：測定値を小さい順に並べたとき，小さいほうから25％，50％，75％の値を順に第1四分位数，第2四分位数（＝中央値），第3四分位数という．第1四分位数と第3四分位数の差を四分位範囲，最小値と最大値の差を範囲（range）といい，どちらも中央値と組み合わせて示すことが多い．これらを視覚的に捉えやすく図示したものに箱ひげ図（後述）がある．

5. 割合と率

　疫学データで疾病の状況を記述するために，割合・率・比などが用いられる（「3章 1. 割合・率・比」も参照）．

a. 割合

標本数n，そのうちある特徴をもつ者の数をmとすると，割合（proportion）$p = m/n$で表される．必ず$0 \leq p \leq 1$である（100倍して％で表すこともある）．分子と分母が同じ単位（人や件）となるため，割合には単位がない（無次元）．

b. 率

率（rate）は割合とほぼ同じ意味ではあるが，単位時間当たりの変化を表す場合が多い．すなわち，標本数n，そのうちある時間当たりに発生したある特徴をもつ者の数をmとすると，率＝m/n（単位は時間$^{-1}$）で表される．ただし，標本数は観察期間中に変わることがあるので，実際の計算でのnは，観察期間の中央時点の人口や人時法（人年法など）を用いる．「人口1,000人当たり1年間に○○人」のように表現されることが多い．率は1を超えることがある．なお，率という名称でも，意味は割合である指標もある（たとえば有病率）．

c. 比

異なるもの同士を割り算して得られる値を比（ratio）と呼ぶ．男女比（男性の人数/女性の人数）のように無次元になる場合も，BMI（体重÷身長^2）のように単位が存在する場合もある．疫学では率の比やオッズの比など，異なる属性の対象者でそれぞれ求めた指標の比として利用されることも多い（罹患率比，リスク比，オッズ比など）．

B 推定と検定

得られたデータから母集団の特性を推測するため，推定を行う．得られたデータと母集団の特性に関する仮説が矛盾しているかどうかを判断するために，統計的検定を実施する．

1. 点推定と区間推定

標本調査の目的の1つは，母集団の性質を推定することであり，母集団の性質を1つの数値で推定することを点推定，幅をもたせて推定することを区間推定という．

a. 母平均の推定

①点推定：標本平均を，そのまま母平均の推定値とすることを点推定という．
②区間推定：母平均を幅をもたせて推定することを区間推定という．

標本平均は，偶然によって母平均からある程度ばらつく．平均μ，標準偏差sの母集団から複数回無作為抽出してその都度測定した大きさnの標本平均$\bar{x}$は，平均μ，標準偏差$\frac{s}{\sqrt{n}}$の正規分布に従う（図5）．この標準偏差$\frac{s}{\sqrt{n}}$のことを，平均の標準誤差（standard error of mean：SEM）という．標本平均$\bar{x}$のうち95％は，母平均±1.96×SEMの範囲にある．逆にいうと，母平均は95％の確からしさで，$\bar{x}$±1.96×SEMの範囲にあり，この範囲のことを95％信頼区間（confidence interval：CI）という．

図5の例では，たとえば30人の標本平均$\bar{x} = 93$であったとすると，母平均は95％の確からしさで$93 \pm 1.96 \times 5.5$（＝82.2〜103.8）の区間（95％ CI）にあると推定される．母標準偏差sはたいてい

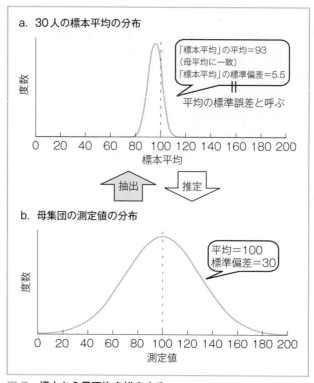

図 5　標本から母平均を推定する
母集団 (b) より 30 人を繰り返し無作為抽出 (a).

の場合未知であるが，標本数が大きければ（おおむね $n \geqq 30$），s の代わりに標本標準偏差を用いることができる（$n < 30$ の場合は成書参照）．

b. 母割合の推定

　①点推定：標本割合 m/n をそのまま母割合の推定値 $\hat{p}$ とする
　②区間推定：

$$\text{割合の標準誤差 (SE)} = \sqrt{\frac{\hat{p}(1-\hat{p})}{n}}$$

　母集団における割合（母割合）の 95% CI は，$\hat{p} \pm 1.96 \times \text{SE}$ で推定する．ただし，m または $n-m$ が 5 未満の場合にはこの方法は使えない（詳しくは成書参照）．

c. 一般的な区間推定

　平均や割合に限らず，推定値の標準偏差のことを標準誤差（standard error：SE）という（平均の標準誤差を特に SEM という）．疫学で扱う各種指標（平均，割合，オッズ比，相対危険，相関係数，回帰係数など）について，母集団における真の値の 95% CI を推定するためには，推定値 β とその標準誤差 SE を用いて，$\beta \pm 1.96 \times \text{SE}$ と計算する（対数変換などを行うこともある）．

2. 検 定

a. 検定とは

検定は，得られたデータと母集団の特性に関する仮説が矛盾しているかどうかを判断するために行う．たとえば，母平均に差があることを確かめたい場合には，それとは逆に"母平均に差がない"という仮説を設定する．これを帰無仮説 (null hypothesis) という．帰無仮説を否定（棄却）できれば，母平均に差があると判断できると考えるのである．帰無仮説を棄却した場合に採用される"母平均に差がある"という仮説を，対立仮説 (alternative hypothesis) という．

もしも帰無仮説が正しい場合に，データから得られた平均の差と等しいか，それよりも極端な値が生じた確率を計算する．この確率のことを p 値という．p 値が十分に小さい場合（たとえば5%未満），帰無仮説が正しければ，偶然変動ではまれにしか起きないことが起きたということなので，"帰無仮説は誤りである"とみなし，帰無仮説を棄却して対立仮説を採用する．このように，観察された差（や関連）が確率的に考えて偶然変動とは認めがたいことを"有意である"といい，この一連の判断方法が検定である．前述のように，"p 値が十分に小さい"（つまり，有意である）とみなす基準値のことを有意水準という．有意水準は5%を用いることが多く，p 値が5%未満（$p < 0.05$ と表記）のときに"有意水準5%で有意である（有意差がある，有意な関連があるなど）"という．第一種の過誤（「d. 過誤（エラー）」参照）を少なくしたい場合には，有意水準1%など他の基準を用いることもある．

> 例）母集団から無作為抽出した肥満者100人と非肥満者100人の収縮期血圧の平均値（標本平均）は，それぞれ130 mmHgと120 mmHgであった．この差が標本抽出に伴って生じた偶然変動によるものではなく，母集団でも肥満者と非肥満者で収縮期血圧の平均値（母平均）に差があるという仮説（対立仮設）を確かめたい．
>
> ● 仮説（帰無仮説）の設定：肥満者と非肥満者の収縮期血圧の母平均は差がない．
> ↓
> 標本において10 mmHg（130 mmHg-120 mmHg）の差，またはそれ以上の差が観測される確率 p 値を計算する．
> ↓
> p 値が十分に小さい場合（たとえば5%未満），肥満者と非肥満者の収縮期血圧の母平均は差があると判断する．

b. 平均値の差の検定

①対応のないデータの場合 [t 検定（t-test）]

2つの標本グループ（A群とB群）の母平均が同じであるか否かを判断する．

> A群：標本平均 $\bar{x}_A$，標本標準偏差 s_A，データ数 n_A
> B群：標本平均 $\bar{x}_B$，標本標準偏差 s_B，データ数 n_B

- **帰無仮説**：A 群の母平均と B 群の母平均が同じである.
- **p 値の計算**：$\bar{x}_A$, $\bar{x}_B$ が同時に観測される確率（p 値）を以下のように計算する. 帰無仮説が正しければ,

$$t = \frac{|\bar{x}_A - \bar{x}_B|}{\sqrt{\frac{1}{n_A} + \frac{1}{n_B}} \sqrt{\frac{(n_A - 1)s_A^2 + (n_B - 1)s_B^2}{n_A + n_B - 2}}}$$

は自由度（$n_A + n_B - 2$）の t 分布に従う. t 分布表によって, 上記の t 値が出現する確率を求める.

- **検定**：p 値が十分に小さければ（たとえば $p < 0.05$）, 帰無仮説が正しいとは考えにくいので, A 群の母平均と B 群の母平均は同じではないと判断する. 一般に, $p < 0.05$ の場合に"有意である"（この例は差の検定であるので"有意差がある"）という.

参考：n_A と n_B が十分に大きく, s_A と s_B が同じ（等分散）であることを仮定した検定である. s_A と s_B が大きく異なると, この方法を用いることはできない（詳しくは成書参照）. また, 測定値の分布が左右どちらかに大きくゆがんでいる場合には, そもそも代表値として平均値を用いること自体が無意味かもしれないので, 対数変換などにより正規分布に近似させるか, ノンパラメトリック（non-parametric）な方法［ウィルコクソン順位和検定（Wilcoxon rank sum test）, マン・ホイットニーの U 検定（Mann-Whitney U test）］を用いる.

②対応のあるデータの場合

減塩教室前後の同一人物の血圧値のように, 対応のある測定値の差を検定する場合には, 対応のある t 検定を行う.

c. 割合の差の検定［カイ二乗（χ^2）検定］

2 つの標本グループ（A 群と B 群）が由来する母集団において, ある特徴をもつ個体の割合が同じであるかを検定する方法.

> A 群：全データ数 n_A, ある特徴をもつ個体の数 x_A
> B 群：全データ数 n_B, ある特徴をもつ個体の数 x_B

- **帰無仮説**：A 群が由来する母集団と B 群が由来する母集団で, その特徴をもつ個体の割合は等しい.
- **確率の計算**：四分表（2×2 分割表）を描いて整理する（**表 2**）.

帰無仮説が正しければ,

$$\chi^2 = \frac{(|ad - bc| - n/2)^2 n}{(a+c)(b+d)(c+d)(a+b)}$$

は, 自由度 1 の χ^2 分布に従う. χ^2 分布表または関数電卓などによって, この χ^2 値が出現する確

表2　四分表（2×2分割表）

	特徴あり	特徴なし	計
A 群	$a\,(=x_A)$	$b\,(=n_A - x_A)$	$a+b\,(=n_A)$
B 群	$c\,(=x_B)$	$d\,(=n_B - x_B)$	$c+d\,(=n_B)$

表3　A市の中心地区と周辺地区における喫煙率の四分表

| | 喫煙 | | |
	あり	なし	計
中心地区	30	70	100
周辺地区	50	50	100

表4　第一種と第二種の過誤

| | | 判断（検定の結果） | |
		差がある	差がない（あるとはいえない）
真実	差がある	正しい判断	第二種の過誤（βエラー）
	差がない	第一種の過誤（αエラー）	正しい判断

率を求める．なお，このχ^2値はイエーツの補正を行なったものである（詳しくは成書参照）．

● 検定：p値が十分に小さければ（たとえば$p<0.05$），仮説が正しいとは考えにくいので，A群が由来する母集団とB群が由来する母集団で，その特徴をもつ個体の割合は異なると判断する．

a, b, c, dのいずれか（厳密にはそれぞれの期待値）が5以下の場合には，フィッシャーの直接確率検定（Fisher's exact test）を用いる．交絡因子（「6章　バイアスと交絡」参照）を調整して検定を行うためには，マンテル・ヘンツェル Mantel-Haenszel 検定または多重ロジスティック回帰分析を用いる．

例）A市の中心地区と周辺地区での喫煙率

A市の中心地区と周辺地区で喫煙率が異なるという印象がある．そこで，それぞれの地区から無作為抽出した成人男性100人ずつ（年齢構成はほぼ同じとする）を調べたところ，中心地区では30人，周辺地区では50人が喫煙者であった．人数を四分表にまとめると，表3のようになる．

標本の喫煙率は中心地区が30％，周辺地区が50％で，$\chi^2=7.52$，自由度1，$p<0.01$となり，両地区で喫煙率は異なる（有意差がある）と判断する．

d. 過誤（エラー）

検定は万能ではなく，ときには誤った判断に陥ることがある．誤判断には次の2種類がある（表4）．

①第一種の過誤：本当は帰無仮説が正しいのに，誤りであると判断する．

　例）本当は2群の母平均が等しいのに，t検定で有意差ありと判断した．

②第二種の過誤：本当は帰無仮説が誤りなのに，誤りであると判断しない．

　例）本当は2群の母平均は異なるのに，t検定で有意差なしと判断した．

検定のときに計算する確率（p値）は，第一種の過誤が起こる確率である．たとえば，$p=0.01$で有意差ありと判断した場合，その判断が誤りである確率は1％である．一方，通常の検定では第二種の過誤は考慮していないので，有意差なしと判断した場合にその判断が誤りである確率は不明である．したがって，有意差なし＝「差がないことが証明された」と考えるのは誤りで，「差があると

はいえない」と解釈すべきである．一般に，標本のデータ数が多くなると，第二種の過誤は生じにくくなる．

C　2種類のデータの関連

2種類のデータの関連や差を調べる方法に，相関分析と回帰分析，分散分析がある．

1.　相関係数

a. 相関係数 [correlation coefficient；ピアソンの積率相関係数（Pearson's product-moment correlation coefficient)]

2種類の測定値（連続型変数または順序尺度）の直線的な関連の強さを表す指標．$-1 \sim +1$ の範囲の値をとる．通常は記号 r で表す．図6のように，右上がりの関係を正相関，右下がりの関係を負相関という．一般に，r の値は表5のように解釈されている．

- 帰無仮説：「母相関係数＝0」が正しいと仮定すると，

$$t = \frac{|r|}{\sqrt{1-r^2}}\sqrt{n-2}$$

は，自由度 $(n-2)$ の t 分布に従う．この t 値が観測される確率 p を t 分布表などによって求め，$p < 0.05$ ならば帰無仮説を棄却し，母相関係数は0ではないと判断する．

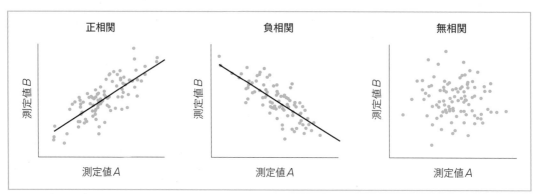

図6　正相関と負相関

表5　相関係数の一般的な解釈

$|r|$	関連の程度
0.8〜1.0	強い
0.5〜0.8	中程度
0.2〜0.5	弱い
0〜0.2	無視できる程度

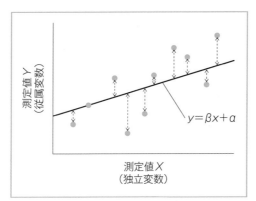

図7　回帰直線
実測値 (●) が与えられたとき，↕の二乗の合計が最
小となるように直線を決める（最小二乗法）．

b. 順位相関係数 [rank correlation coefficient；スピアマンの順位相関係数 (Spearman's rank correlation coefficient)]

　測定値を小さい順に並べて順位 (1, 2, 3…) をつけ（同順位は平均順位とする），この順位を用いて計算した相関係数のこと．測定値の分布が著しくゆがんでいて対数変換などでも正規分布に近似できない場合（例：飲酒量）や，測定値が順序尺度の場合（例：野菜が好き・普通・嫌い）によく用いられる．ピアソンの積率相関係数は飛び離れた値の影響を受けやすいが，順位相関係数は受けにくい．

2. 回帰分析

　2つのデータ間に相関がある場合，図7のようにある測定値 Y（従属変数，目的変数）を別の測定値 X（独立変数，説明変数）から予測する一次式（回帰直線）を作成することができる．回帰直線は，$y = \beta x + a$ の形式で表され，β を回帰係数，a を切片と呼ぶ．相関係数が $-1 \sim +1$ の範囲にあるのと異なり，β は測定値の単位によってさまざまな値をとりうる．β は，独立変数が1増加した場合に予想される従属変数の平均的な変化量を意味する．たとえば，従属変数：収縮期血圧，独立変数：年齢として回帰分析を行い，$\beta = 0.5$ であったとすると，年齢が1歳高いと収縮期血圧が 0.5 mmHg 高い（10歳なら10倍して 5 mmHg 高い）ことを意味する．β と a を推定するためには，最小二乗法が用いられる．

3. 分散分析（一元配置分散分析）

　3群以上の平均値の差の検定を行う方法．帰無仮説は"すべての群の平均値が同じ"である．分散分析で有意ならば，どれか1つ以上の群の平均値が他の群と異なることを意味するが，どの群が異なるかは明らかにならない．どの群とどの群に有意差があるか同定するためには，各種の多重比較検定法（詳しくは成書参照）を用いる．

4. 2×3分割表以上の χ² 検定

　割合の差の検定で説明した2×2分割表を2×3分割以上に拡張したもの．2種類の名義尺度間の

関連の有無を検定するために用いる．2種類の順序尺度間の関連の有無を検定するために用いても
よいが，通常のχ^2検定では「順序」は考慮されないので，順序を考慮するためには拡張マンテル検
定（Mantel-extension test）を用いる．

5. サンプルサイズ計算

　サンプルサイズ計算は，ランダム化比較試験（RCT）を実施する際に，必要な症例数を決定する
ために重要である．この計算は，臨床的に意味のある最小の効果量，対照群のリスク，想定される
推定誤差，αエラー（0.05と設定することが多い），βエラー（＝1−検出力）（0.8〜0.9と設定するこ
とが多い），および脱落率を考慮して行われる．RCT以外の疫学研究デザインでも，研究の目的に
応じてサンプルサイズの計算が必要となることがある．

D　欠損値の処理方法

　疫学研究データには，何らかの欠損値（missing data）があることが多く，いくつかの対応方法
がある．

1. 指標変数法

　指標変数法（indicator variable method）は，「欠損値」というカテゴリーを設けて分析する方法
である．単純集計の際に一般的に使用される．欠損値の割合をみることができる，データの損失が
ないなどのメリットがある一方で，そのままではロジスティック回帰分析や重回帰分析などはでき
ないなどの欠点がある．

2. 削除法

　削除法（deletion method）は，欠損値を削除する方法であり，2種類に分けられる．いずれも，
母集団と比較した選択バイアスが懸念される．
①完全データ分析（complete-case analysis/listwise deletion）：分析に用いる変数の中で1つでも
　欠損があれば，その人のデータを削除する方法である．どの分析でも分析対象人数が等しくなる
　が，統計学的検出力がかなり落ちる．
②利用可能ケース分析（available-case analysis/pairwise deletion）：分析ごとに，その分析で使用
　する変数が欠損している場合に，その人のデータを削除する方法である．完全データ分析よりも
　統計学的検出力を確保できる．

3. 補完法

　補完法（imputation）は，欠損値の代わりに何らかの数値で補完して分析する方法であり，以下
の代表的な4つのほか，多数の方法がある．削除法と比較して統計学的検出力を確保できる利点が
ある．
①平均値/最頻値代入法（mean/mode substitution）：欠損した変数についての有効回答の平均値ま
　たは最頻値を欠損値の代わりに使う方法である．本方法の利点は簡便なことである．
②最善値/最悪値補完法（best/worst case imputation）：可能性のある最善値または最悪値で補完

する方法である．もっとも不利な条件でも仮説が検証されれば結論を強く主張できる．他の欠損
値処理の方法と組み合わせて，補足的な感度分析として使うのがよい．
③回帰補完法（regression imputation）：他のいくつかの変数による回帰分析で個々の欠損値の推
　定値を求めてそれを代入する方法である．比較的簡便であり，平均値代入法よりもバイアスの小
　さい補完ができる．
④多重補完法（multiple imputation）：他の変数によって欠損値を推定するが，誤差を考慮し補完
　値を代入したデータセットを多数作成して，それらを用いた分析を行う方法である．計算が煩雑
　であるが，もっともバイアスが小さい推定が可能である．回帰補完法をはじめとして上記①〜③
　はある欠損値に1つの推定値を代入するため，単一代入法ともいう．それに対し，多重補完法は
　ある欠損値にいろいろな数値を代入して，たとえば100個とか1,000個のデータセットを作成し
　て分析を行う．

E　図の種類と使い分け

　研究結果は数値表として示すだけでなく，図（グラフ）で表現すると視覚的に理解しやすい．目
的に応じて以下の図がよく用いられる．

1. 棒グラフ

　分類のためのカテゴリー変数（群）をX軸（横軸），各群の値をY軸（縦軸）として棒の長さで表
す．群間で値を視覚的に比較しやすい．X軸は名義尺度，順序尺度のいずれも可能である．また，
各群をサブグループに分けて複数の棒で示すこともある．棒全体を合計としてサブグループを積み
重ねて示した図を積み重ね棒グラフという（図8）．

2. ヒストグラム

　血圧などの連続型変数をいくつかの階級に分けてX軸とし，各階級のデータ数（度数）または全
体に占める割合（相対度数）をY軸として棒の長さで表した図．棒グラフに似ているが，棒の間隔

 欠損値の発生の仕方と対応

　欠損値処理の方法の選択は，欠損値の発生状況をどのように想定できるかによって決まる．
　完全にランダムな欠損（missing completely at random：MCAR）とは，真の状況や回答内容にかかわ
らず，偶然に記入漏れをするなど，ランダムに欠損が起こる場合である．多重補完法などを採用したほうが
統計学的パワーが確保できるが，削除法でもバイアスは大きくない．
　観測データに依存する欠損（missing at random：MAR）は，たとえば，年齢はデータが得られており，
年齢が高い人である項目の欠損が起きやすいなど，データが得られている回答の状況によって欠損の発生が
決まる場合である．多重補完法によりバイアスの小さい推定が可能である．
　欠損データに依存する欠損（missing not at random：MNAR）は，たとえば所得が低い場合に，所得
の回答が欠損となりやすいなど，欠損データの変数の真の値によって欠損の起きやすさが左右されるなどの
場合である．pattern mixture modelなどで対応する（詳しくは成書参照）．

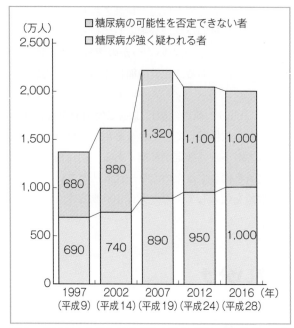

図8　糖尿病有病者などの人数の推移 (積み重ね棒グラフ)
(厚生労働省：平成28年国民健康・栄養調査結果の概要より作成)

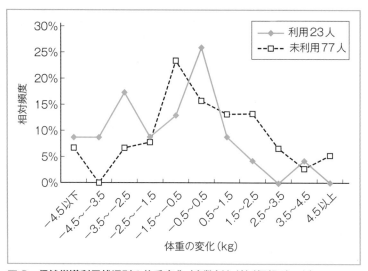

図9　保健指導利用状況別の体重変化 (度数折れ線) (仮想データ)

は空けず，X軸の階級幅はすべて同じとする．どの値に多くのデータが集まっているか (度数分布) を把握しやすい (図1参照)．棒の代わりに折れ線で描いた図 (棒の頂点を線で結んだものに相当) を度数折れ線といい，複数の群間で度数分布を比較する場合に把握しやすい (図9)．

3. 散布図

　同じ人から得られた年齢と血圧など，2種類の測定値をX座標 (年齢) とY座標 (血圧) として

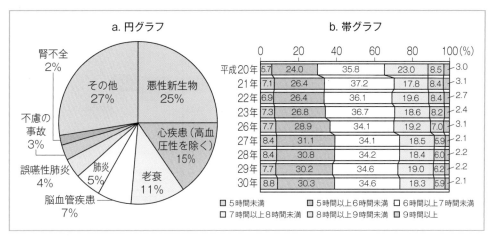

図 10　日本人の死因の内訳 (a) と 1 日の平均睡眠時間の年次推移 (b)

[a は厚生労働省：令和 4 (2022) 年人口動態統計，b は厚生労働省：平成 29，30，令和元年 (2017〜2019) 国民健康・栄養調査 (令和 2，3 年調査は中止) 結果の概要より作成]

プロットした (点を打った) 図．2 種類の測定値間の関係を視覚的に把握しやすい．相関係数を計算したり，回帰直線を重ねて描くことも多い (図 6，図 7 参照)．

4. 折れ線グラフ

経年的な死亡率の推移など，2 種類の測定値を X 座標 (年次) と Y 座標 (死亡率) としてプロットし，隣り合った点の間を直線で結んだ図．散布図の特殊型であるが，通常は X 軸の値は等間隔 (1 年ごとなど) とする．X 軸の値の変化につれて Y 軸の値がどのように推移していくかという全体の傾向を視覚的に把握しやすい．群別に推移を比較するなど，複数の線を同時に描くこともできる (4 章 6 の図 3 参照)．X 軸は時間経過とすることが多いが，他の量的な変数とすることも可能である．

5. 円グラフ・帯グラフ

全死亡に占める死因別割合など，複数の要素について，円全体が 100％となるように各要素の構成割合を扇形で分割して示した図 (図 10a)．扇形の中心角 (面積) は構成割合に比例させて描く．全体に占める各要素の割合を視覚的に把握しやすい．複数の群間で構成割合を比較する場合には円グラフよりも帯グラフ (全体を 100％とした積み重ね棒グラフ) のほうが把握しやすい (図 10b)．

6. 箱ひげ図

箱ひげ図は，データの分布を代表値とばらつきの程度を使って簡潔に図示する方法である (図 11)．この例では，ある年の男性における市区町村別平均寿命の仮想データを A 県，B 県，C 県ごとに箱ひげ図にしたものである．箱の中の中央にある線は中央値，箱の両端は四分位値が示されている．線の両端は，最小値と最大値を表す．箱ひげ図により，各県の平均寿命の中央値やばらつきの程度を比較できる．

なお，箱ひげ図にはいくつかの種類があり，外れ値のある箱ひげ図を描く場合には，外れ値を示すとともに，両端の線は第 3 四分位数 + (四分位範囲 ×1.5) より小さい最大値，第 1 四分位数 − (四

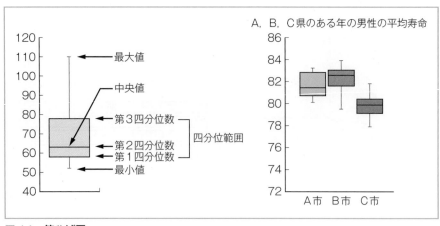

図 11　箱ひげ図

分位範囲×1.5) より大きい最小値として，表すこともある．

F　高度な分析方法

　疫学データを掘り下げて分析する際には，重回帰分析などの多変量回帰分析や操作変数法などの統計手法を用いることが多い (**表6**)．

1. 重回帰分析

　回帰分析の独立変数が2つ以上のものが重回帰分析 (multiple linear regression) である．複数の測定値 X_1, X_2, X_3… からある測定値 Y の予測式 (重回帰式) を作成する方法．重回帰式は，$y = \beta_1 x_1 + \beta_2 x_2 + \beta_3 x_3 + \cdots + a$ の形式で表される．おのおのの回帰係数 β_1, β_2, β_3… は，他の変数の影響を取り除いた場合の，ある独立変数と従属変数との関連 (“独立な”関連という) の強さを表す．たとえば，従属変数：収縮期血圧，独立変数：性別，年齢，肥満度とすると，肥満度の回帰係数 (重回帰分析では特に偏回帰係数という) は，性別と年齢の影響を調整した (取り除いた) 場合の収縮期血圧と肥満度との関連の強さを意味する．

　独立変数を選ぶにあたっては，多重共線性が生じないように留意する．

a. 多重共線性

　相関が非常に強い2変数を同時に独立変数に含めると，偏回帰係数の推定値がきわめて不安定に (標準誤差が大きく) なる，あるいは偏回帰係数の符号が本来想定される向きとは逆になるなど，分析結果の信頼性が低くなることがある．このような状況を“多重共線性 (multicollinearity) がある”という．重回帰分析では多重共線性が生じないように，あらかじめ個々の変数間の相関の強さを確認しておくなど独立変数の選び方に注意を要する．

b. 多重共線性を防ぐ方法

①あらかじめ個々の変数間の相関の強さを確認しておき，強い相関がある変数のうち研究仮説や医

表6　基本的な統計学的方法の使い方のまとめ

a. 平均値の差の検定

比較する群の数	対応の有無	
	対応なし	対応あり
2群	t検定, 共分散分析	対応のあるt検定
3群以上	分散分析, 共分散分析	反復測定分散分析など多くの方法がある

b. 割合の差の検定

組み合わせの数	順序の考慮	
	なし	あり
2群×2群	χ^2検定, フィッシャーの直接確率検定	—
2群×3群以上	χ^2検定	拡張マンテル検定

c. 2種類のデータの関連

独立変数の種類	従属変数の種類	
	連続型変数（または順序尺度）	名義尺度（2値）
連続型変数（または順序尺度）	相関分析, 回帰分析	多重ロジスティック回帰分析
名義尺度	t検定, 分散分析	χ^2検定, 多重ロジスティック回帰分析
名義尺度と連続型変数	共分散分析	多重ロジスティック回帰分析

注) 一般的によく使われる方法をまとめたが, 実際の解析ではこれ以外の方法を使うこともある.

学的意味などを考慮して1つだけ用いる. VIF (variance inflation factor) という指標（詳細は成書参照）が大きな値（たとえば10以上）をとるときには多重共線性が生じている可能性が高いので参考になる. 統計モデルを評価するための指標である AIC (Akaike information criteria) や, 変数のp値などに基づいて自動的に変数を選択する方法［ステップワイズ法 (stepwise method)］も, 多重共線性の回避にある程度役立つ（完全ではない）.

②まったく同じ意味をもつ, あるいは非常に似た意味をもつ2変数を同時に独立変数に含めない. たとえば, 2回測定した血圧を, 2つとも同時に独立変数に含めない. その理由は, 1回目の血圧測定値で調整した2回目の血圧測定値が意味するものは, ただの測定誤差や慣れの効果などであり, 元の測定値の意味をまったくもっていない. また, 変数の組み合わせによっては医学的な意味が大きく変わることがある. たとえば, 収縮期血圧と拡張期血圧を同時に説明変数に含めると, 拡張期血圧で調整した収縮期血圧は"脈圧みたいなもの"（厳密には脈圧とは少し違う）になるだろうし, 収縮期血圧で調整した拡張期血圧の意味づけは容易ではない.

2. 多重ロジスティック回帰分析

多重ロジスティック回帰分析 (multiple logistic regression analysis) は, 疾患の"あり", "なし"などの2値変数を目的変数とした重回帰分析の一種である. 疾患"あり"の割合pと, 複数の測定値X_1, X_2, X_3…との関係を, $\log (p/(1-p)) = \beta_1 x_1 + \beta_2 x_2 + \beta_3 x_3 + \cdots + a$ の形式で表す. 偏回帰係数β_1, β_2, β_3…の解釈は重回帰分析と同様であるが, 目的変数が2値変数なので分析結果はオッズ比で表現することが多い. 交絡変数の影響を除いたうえで複数の要因の独立な曝露オッズ比（3

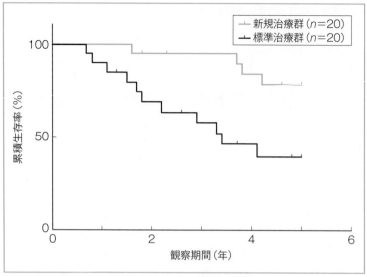

図12　カプラン・マイヤー法で推定した累積生存率曲線（仮想例）

章Bの「オッズ比」参照）を推定することができる．近年の症例対照研究では，この方法が頻用されている．

3. 生存分析

　生存率（累積罹患率などを含む）（3章Aの「有病率，罹患率，累積罹患率」参照）を推定するために，カプラン・マイヤー法（Kaplan-Meier method）を用いて生存分析（survival analysis）を行う．図12はカプラン・マイヤー法で推定した累積生存率曲線の例である．途中での観察打ち切りは短い縦線で表す．2つの累積生存率曲線の差の検定には，ログランク検定（logrank test），一般化ウィルコクソン検定（generalized Wilcoxon test）などを用いる．コックス比例ハザードモデルを用いれば，交絡変数の影響を調整したうえで調整ハザード比の推定と検定を行うことができる．

　なお，曝露や交絡変数の情報が時間とともに変化するときに，時間依存性コックス比例ハザードモデルを用いて，それらの値を更新したうえで調整ハザード比を推定する用いることができる．ただし，この方法では時間とともに変わる交絡を正しく扱えず，バイアスされた結果となることが指摘されている．このような場合，治療確率による逆確率重み付け（Inverse Probability of Treatment Weighting：IPTW）やG-computationの手法が有用である（詳細は成書参照）．

4. ポアソン回帰

　ポアソン回帰（Poisson regression）は，一定期間中の疾患発生数，死亡数などのイベント頻度を目的変数とした回帰分析の一種である．イベント頻度の期待値Eと，複数の測定値X_1，X_2，X_3…との関係を，$\log(E) = \beta_1 x_1 + \beta_2 x_2 + \beta_3 x_3 + \cdots + a$の形式で表す．偏回帰係数$\beta_1$，$\beta_2$，$\beta_3$…の解釈は重回帰分析と同様であるが，目的変数が頻度データのため分析結果は相対危険で表現することが多い．交絡変数の影響を除いたうえで複数の要因の独立な相対危険を推定することができる．

　たとえば，A市における日々の平均気温と脳出血の発症頻度との関係を分析する場合，目的変

数を脳出血の発症頻度，説明変数を平均気温（連続変数や高低の2値変数など）および市内の中学校区などとする．平均気温1単位上昇あたり脳出血発症頻度が何倍になるのかを，交絡因子を調整したうえで推定できる．

5. 傾向スコア法

観察研究において，交絡を調整するための方法の1つに傾向スコア法（propensity score method）がある．ロジスティック回帰モデルやコックス比例ハザードモデルによる多変量回帰分析では，1つの変数あたり10〜15以上のイベント（解析対象としている疾病などのアウトカムの発生数）がないと安定した結果が得られないことが知られている．一方で，傾向スコア法では，曝露の有無を目的変数としたロジスティック回帰分析などを用いて，共変量が与えられたときに曝露を受ける確率（傾向スコア）を計算する．その後，傾向スコアによる層別・共変量調整，マッチング，重み付けにより，曝露とアウトカムの関連を推定する．曝露の頻度が比較的多い場合は，ロジスティック回帰モデルやコックス比例ハザードモデルなどよりも多くの変数で調整したうえで相対危険を推定できる場合がある．特に，傾向スコア法でマッチングすると，測定された交絡因子の分布が曝露群と非曝露群でほぼ均等になることが期待され，直感的に理解しやすく，臨床疫学の分野で頻繁に使用される方法である．ただし，RCTでは未測定の交絡因子も群間でほぼ均等になっていることが期待されるが，傾向スコア法では未測定の交絡因子の分布については不明であり，未測定の交絡因子は調整できないことに注意が必要である．

6. 操作変数法

操作変数法［instrumental variable（IV）analysis］は，計量経済学の分野で発展した研究手法で，未調整の交絡因子も制御できる方法である．下記の3つの条件を満たす変数を操作変数（instrumental variable：IV）と呼ぶ．
①曝露と関連している．
②曝露を介してのみアウトカムに影響する．
③曝露とアウトカムの未測定の交絡因子が関連しない．

IV法は，曝露-アウトカムの関連（β_3）を直接推定せずに，IV-曝露の関連（β_1）とIV-アウトカムの関連（β_2）から，間接的にβ_3を推測する方法である．未調整交絡がある場合は，β_3を直接正しく求めることができないが，β_1とβ_2を交絡やバイアスなく求められていれば，曝露とアウトカムとの間の関連（$=\beta_3$）をβ_2/β_1によって推定できる．操作変数の条件を満たす変数をみつけるのが困難なことが多いが，遺伝子型はこれらの条件を満たしていると考えられることが多い．近年，ゲノムワイド関連解析研究の遺伝子型を操作変数とするメンデルランダム化（Mendelian Randomization：MR）が頻繁に適用されるようになっている．

7. 地理情報システム

地理情報システム（Geographic Information System：GIS）は，位置に関する情報をもったデータ（空間データ）を総合的に管理・加工し，視覚的に表示し，高度な分析や迅速な判断を可能にする技術である．疫学研究では，地域別の結果を地図に示したり，時間による変化を動画として示したりなどの地図作成機能が有用である．また，2地点間の距離や道のりを測定したり，ある地点か

らの一定距離内の人口，患者数，施設数を数えたりなどの空間解析機能も有用である．

8. 統計ソフトの利用

　高度な分析には，統計ソフトを使用することになる．メニューから機能を選ぶタイプと，プログラムを書くタイプとがある．また，料金について，買い取り方式，毎年のライセンス料方式，フリーソフトなどがある．有料ソフトではSTATA，SPSS，SAS，jmpなどが，フリーソフトではR，EZRなどが使われることが多い．

 レポート課題

1. インターネットでアクセス可能な公開データを用いて，ヒストグラムなどでデータの分布を確認してみましょう．
2. 研究論文を読んで，どのような統計解析方法が使用されたか確認してみましょう．

11章 生命表・平均寿命

学修のポイント

● 平均余命は，ある年の年齢別死亡率から生存数曲線を出して求める．
● 健康寿命は，サリバン法により求めた「日常生活に制限のない」期間の平均が用いられることが多い．

A 平均寿命の計算の考え方

平均寿命（life expectancy），すなわち，「ある地域の人々は平均して何年，生きることができるか」という数値は，追跡データを元に計算されるように感じるが，一般的には，ある年の人口統計と死亡統計を用いて計算される．

具体的には，まずある年の人口と死亡数から年齢別死亡率を計算する．そして，10万人生まれたと仮定して，0歳の死亡率を用いて1歳の誕生日に生き延びている人数を計算し，次に1歳の死亡率を用いて2歳の誕生日に生き延びている人数を計算し，同様に誰も生き残らなくなる百歳超まで計算を行う．この結果を図1aのように示すことができ，生存数曲線と呼ぶ．この曲線は生命の総量と考えることができる．そして，この生存数曲線の面積（正確には後述の定常人口）を10万人で割って平均したもの，すなわち縦が10万人で，この曲線と等しい面積で長方形を描いたときの横の長さが平均寿命となる（図1b）．

平均寿命は生まれたとき，すなわち0歳からの寿命であるが，途中の年齢からの寿命については平均余命と呼ぶ．たとえば，65歳からの平均余命を計算したい場合には，図2のように，生存数曲線で，65歳から右側の面積を，65歳時点での生存数で割り算して求める．

B 生命表関数

実際に平均寿命などを計算するときには，生命表と呼ばれる表を作成して，各歳で表1に説明する生命表関数（life table）を順番に計算する．

生命表は，年齢別死亡率が時代により変化しない「定常状態」を仮定して計算している．実際の生命表では，1歳未満について，生後の時期に応じて週ごとや月ごとの死亡率も計算される．また，死力（ある年齢や日齢になった瞬間の死亡率）も計算される．

全国の生命表は，国勢調査人口および人口動態統計（確定数）を用いて5年ごとに作成される完全生命表と，推計人口および人口動態統計（概数）を用いて毎年作成される簡易生命表がある．その他，市区町村別生命表や健康寿命の計算などでは，チャン（Chiang）の方法により5歳階級別でのデータを用いて計算される簡略生命表が用いられる．市区町村別生命表などでは3年間の死亡数などが用いられる．

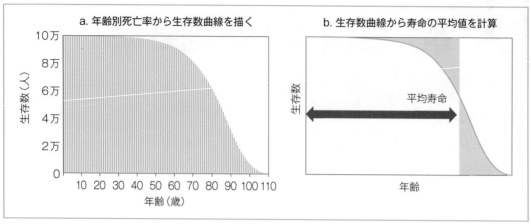

図1　平均寿命の計算の考え方

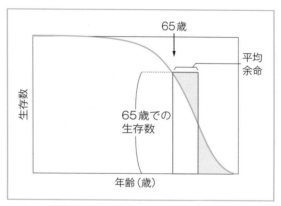

図2　平均余命
65歳平均余命は，65歳から右側の生存数曲線を65歳での
生存数で除算．

C 健康寿命

　健康寿命（healthy life expectancy）とは，健康で生きることができる期間の平均である．平均寿命は長生きの度合いを示しているのに対し，健康寿命は単に長生きではなく，健康で長生きすることを指標化したものである．具体的には，サリバン法（Sullivan method）により計算されることが多い．これは，横断研究により年齢階級別に健康・不健康の割合を明らかにし，健康な人のみの定常人口を用いて計算を行う．

　「健康」の判断基準によって，種々の健康寿命が計算できる．「健康日本21」（第三次）では，国民生活基礎調査による，「あなたは現在，健康上の問題で日常生活に何か影響がありますか」という問いに「ない」と回答した割合を用いて，「日常生活に制限のない期間の平均」を健康寿命としている．その他，市区町村単位などでは，介護保険制度による要介護2〜5を不健康，そうでない場合に健康とみなす「日常生活動作が自立している期間の平均（平均自立期間）」が健康寿命として用いられることが多い．

表1　生命表関数

関数	定義
死亡率 $_nq_x$	**ちょうどx歳の誕生日の人が$x+n$歳までに死亡する確率**（例：65歳の誕生日の人が66歳の誕生日の前日までに死亡する確率．人口動態統計によるx歳の死亡率を加工して求める）
生存率 $_np_x$	**x歳の誕生日の人が$x+n$歳まで生存する確率**
生存数 l_x	10万人出生したと仮定して，**x歳の誕生日を生存して迎えられる人数**
死亡数 $_nd_x$	**x歳での生存数 l_x 人のうち，$x+n$歳の誕生日を迎える前に死亡する人数**（$n=1$で1年の幅で計算するときは省略して d_x と書く）
死力 μx	**x歳になったときの瞬間の死亡率**
定常人口 T_x	**x歳以降に生存している人口の合計**（生存数曲線の下の面積*）
平均余命 e_x	**x歳の誕生日を迎えた人が，その後何年生存できると期待できるかを求めた数値**．x歳以降の定常人口（生存数曲線の下の面積）をx歳の生存数で割り算する（$e_x = T_x/l_x$）．e_0 を平均寿命という

* x歳以上 $x+n$ 歳未満の定常人口を $_nL_x$ と書く．生存数とほぼ等しいが，たとえば，生存数 l_{65} は65歳の誕生日を迎えることができた人数であるのに対し，定常人口 $_1L_{65}$ は65歳から66歳の間に死亡する人の分だけ少し小さな数値になる．

　健康寿命では，65歳などの途中の年齢から計算したものも余命とは呼ばずに，慣例的に健康寿命と呼ぶことが多い．健康寿命の計算には，コホート研究のデータを用いた多相生命表による方法など，他にもいくつかの方法がある．

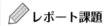 **レポート課題**

1. 最近の日本人の平均寿命は何年か調べてみましょう．
2. 日本人の健康寿命はどのような推移となっているか調べてみましょう．

12章 保健統計調査

学修のポイント

- 統計法より，公的統計のうち国の行政機関が行う統計調査は，基幹統計調査と一般統計調査に分類される．
- 基幹統計を作成するための人口統計調査として，人口静態調査と人口動態調査がある．
- 人口静態統計は，ある一時点での人口の規模や構成を表し，日本では国勢調査が該当する．人口動態統計は，一定期間内に発生した人口の変動を表す．
- 基幹統計を作成するための保健統計調査として，国民生活基礎調査，学校保健統計調査，医療施設調査，患者調査がある．

A 公的統計と統計法

国の行政機関や地方公共団体などが作成する統計を公的統計という．統計調査に基づく調査統計のほか，業務データを集計した業務統計や他の統計を加工した加工統計も公的統計である．統計法（平成19年法律第53号）は，公的統計の作成および提供に関し基本となる事項を定め，公的統計の体系的かつ効率的な整備およびその有用性の確保を図り，国民経済の健全な発展および国民生活の向上に寄与することを目的とする．

国の行政機関が行う統計調査は，基幹統計調査とそれ以外の一般統計調査に分類される．国勢調査などの基幹統計調査は，公的統計の中核となる基幹統計を作成するための特に重要な統計調査であり，正確な統計を作成する必要性が特に高いことなどを踏まえ，統計法第13条で調査対象に対して報告義務を課している．

公的統計は，社会全体で利用される情報基盤であるため，利活用が推進されている．政府統計の総合窓口（コラム参照）などで集計結果が公表されるとともに，オーダーメード集計（委託に応じた集計）が行われている．また，個票形式のデータについて，匿名データの提供（特定の個人等が識別できないように加工して提供），調査票情報の提供（学術研究など公益性を有し，情報を適正に管理する場合に提供），オンサイト利用（情報セキュリティを確保した施設で探索的・創造的な研究を可能とするもの）などが行われている．

B 主な人口・保健統計調査

基幹統計を作成するための人口統計調査として，人口静態調査と人口動態調査がある．基幹統計を作成するための保健統計調査として，国民生活基礎調査，学校保健統計調査，医療施設調査，患者調査がある．疫学研究で用いられる主な人口・保健統計調査を紹介する．各調査の概要を表1に示す．

表1　疫学研究で使用される主な公的統計の概要

政府統計名	担当機関	調査対象	抽出方法
基幹統計			
国勢調査	総務省	本邦内に常住する者（3ヵ月以上に渡って住んでいる又は住むことになっている者）	全数
人口動態調査	厚生労働省	戸籍法及び死産の届出に関する規程により届けられた出生，死亡，婚姻，離婚及び死産	全数
国民生活基礎調査	厚生労働省	世帯票・健康票・所得票・貯蓄票：世帯及び世帯員 介護票：介護保険法の要介護者及び要支援者	世帯票・健康票：層化集落抽出 所得票・貯蓄票：層化三段抽出 介護票：層化二段抽出
学校保健統計調査	文部科学省	満5歳〜17歳の幼児，児童及び生徒	発育状態調査：層化二段抽出 健康状態調査：層化集落抽出
医療施設調査	厚生労働省	静態調査：開設している医療施設 動態調査：医療法に基づく開設・廃止・変更等の届出を受理又は処分をした医療施設	全数
患者調査	厚生労働省・政策統括官付参事官付保健統計室	医療施設を利用する患者	層化無作為抽出（病院は二段抽出）
社会生活基本調査	総務省	世帯及び10歳以上の世帯員	層化二段抽出
一般統計			
国民健康・栄養調査	厚生労働省	世帯及び満1歳以上の世帯員	層化無作為抽出
歯科疾患実態調査	厚生労働省	満1歳以上の世帯員	層化無作為抽出
業務統計			
医師・歯科医師・薬剤師統計	厚生労働省	集計対象：医師，歯科医師，薬剤師の各届出票	全数

1. 国勢調査

　国勢調査（population census）は，ある特定時点の瞬間的断面における人口の統計である人口静態統計に相当する全数調査である．国内の人および世帯の実態を把握し，各種行政施策その他の基礎資料を得ることを目的とする．1920年に第1回調査が行われ，2020年の第21回調査は実施100年目となった．人口，世帯，住居，就業状態，最終学歴，人口移動などの結果を提供している．

抽出枠	調査方法	調査周期
該当なし	調査員調査 郵送調査 オンライン調査 聞き取り調査	5年
該当なし	郵送調査 オンライン調査	毎月
国勢調査調査区	調査員調査 郵送調査 オンライン調査	世帯票・所得票：毎年 健康票・介護票・貯蓄票：3年
学校基本調査台帳	郵送調査 オンライン調査	毎年
該当なし	郵送調査 オンライン調査	静態調査：3年 動態調査：毎月
医療施設基本ファイル	郵送調査	3年
国勢調査調査区	調査員調査 郵送調査 オンライン調査	5年
国民生活基礎調査で設定された単位区（大規模年は国勢調査の調査区）	調査員調査 郵送調査 オンライン調査	毎年
国民生活基礎調査で設定された単位区［平成28（2016）年のみ国民健康・栄養調査で設定された地区］	調査員調査 郵送調査	5年［平成23（2011）年まで6年］
該当なし	オンラインまたは紙媒体による届出を集計	隔年

2. 人口動態調査

　人口動態調査（vital statistics）は，出生，死亡，死産，婚姻，離婚の5つの人口動態事象を把握し，人口および厚生労働行政施策の基礎資料を得ることを目的とする．1898年「戸籍法」の制定を機会に，1899年から1件につき1枚の人口動態調査票を作成し中央集計を行う近代的な人口動態統計制度が確立した．合計特殊出生率や死因別死亡数，婚姻・離婚件数などの結果を提供している．

　保健所は，出生・死亡について，それぞれ出生小票，死亡小票を作成し，3年間保存する．死亡，死産については，国際統計分類（ICD，コラム参照）が用いられる．また，人口動態職業・産

業別統計（国勢調査の年のみ）や人口動態特殊報告として，都道府県別年齢調整死亡率，人口動態保健所・市区町村別統計などが作成される．

3. 国民生活基礎調査

国民生活基礎調査（comprehensive survey of living conditions）は，国民生活の基礎的事項を調査し厚生労働行政の企画運営に必要な基礎資料を得るとともに，各種調査の調査客体を抽出するための親標本を設定することを目的とする．世帯数と世帯人員の状況，各種世帯の所得などの状況，世帯員の健康状況，介護状況などの結果を提供している．

健康票では，自覚症状（有訴者），通院している傷病，日常生活の制限（影響），こころの状態，睡眠，飲酒，喫煙，健診の受診などを聞いている．

4. 学校保健統計調査

学校保健統計調査（school health examination survey）は，学校における幼児，児童および生徒の発育および健康の状態を明らかにすることを目的とする．1900年に「生徒児童身体検査統計」の名称で開始され，1948年に「学校衛生統計」，1960年に「学校保健統計調査」と名称を改めた．身長，体重，疾病・異常被患率などの結果を提供している．

5. 医療施設調査

医療施設調査（survey of medical institutions）は，病院および診療所（医療施設）について，分布および整備の実態を明らかにするとともに，医療施設の診療機能を把握し，医療行政の基礎資料を得ることを目的とする．全国の病院・一般診療所・歯科診療所の施設数と種類，病床数，人口10万対病床数などの結果を提供している．

6. 患者調査

患者調査（patient survey）は，病院および診療所（医療施設）を利用する患者について，属性，入院・来院時の状況および傷病名などの実態を明らかにし，医療行政の基礎資料を得ることを目的とする．傷病分類別の患者数や受療率（外来・入院，都道府県別）などの結果を提供している．

7. 社会生活基本調査

社会生活基本調査（survey on time use and leisure activities）は，生活時間の配分や余暇時間における主な活動の状況など，国民の社会生活の実態を明らかにするための基礎資料を得ることを目

【用語解説】

住民基本台帳（basic resident registration）

住民票を編成したもので，住民に関する事務処理の基礎となるものである．総務省が市区町村別性年齢階級人口，世帯数，人口動態（住民票の記載および消除の数，出生，死亡，転入，転出）の集計結果を公表している．

的とする．調査結果は，ワーク・ライフ・バランスの推進，男女共同参画社会の形成など，国民の豊かな社会生活に関する行政施策の資料として活用される．

8. 国民健康・栄養調査

国民健康・栄養調査（national health and nutrition survey）は，健康増進法（平成 14 年法律第103 号）に基づき，国民の身体および生活習慣の状況を明らかにし，健康増進の総合的推進を図るための基礎資料を得ることを目的とする．調査結果は生活習慣病予防や栄養・食生活に関する基準の策定など，健康づくり対策の資料として活用される．

9. 歯科疾患実態調査

歯科疾患実態調査（survey of dental diseases）は，歯科保健状況を把握し，歯科口腔保健の推進に関する基本的事項および健康日本 21（第二次）において設定した目標の評価など，歯科保健医療対策の基礎資料を得ることを目的とする．質問紙調査と口腔内診査からなり，5 年ごとに国民健康・栄養調査とともに実施される．

10. 医師・歯科医師・薬剤師統計

医師・歯科医師・薬剤師統計（statistics of physicians, dentists and pharmacists）は，医師，歯科医師および薬剤師の性，年齢，業務の種別，従事場所および診療科名などによる分布を明らかにし，厚生労働行政の基礎資料を得ることを目的とする業務統計である．2016 年まで一般統計調査「医師・歯科医師・薬剤師調査」として実施された．

【用語解説】
....

疾病および関連保健問題の国際統計分類（international statistical classification of diseases and related health problems : ICD）

異なる国や地域の異なる時点で集計された死因や疾病に関するデータの体系的な記録，分析，解釈および比較を行うため，WHO が作成した分類である．日本では統計法に規定する統計基準として，ICD に準拠した「疾病，傷害及び死因の統計分類」を定めている．国際疾病分類ともいう．第 11 改訂版である ICD-11 が 2022 年に国際的に発効し，日本でも順次使われる．

【用語解説】
....

政府統計の総合窓口（e-Stat）

日本の政府統計関係情報のワンストップサービスを実現するため，2008 年から運用開始した政府統計のポータルサイトである．

✎ **レポート課題**

1. 腰痛や肩こりの有訴者率を調べてみましょう.
2. 通院者率の上位5傷病を調べてみましょう.
3. 学校保健統計調査で12歳の身長と体重の平均値を調べてみましょう.
4. 日本人の野菜, 果物, 食塩など, 興味のある食品群や栄養素の摂取量を調べてみましょう.
5. 80歳で20本以上の歯が残っている人の割合を調べてみましょう.

13 章 診療関連データベース

学修のポイント

- 診療関連データベースを用いた研究の利点は母集団に対する悉皆性である.
- リアルワールドデータとしてレセプトによる臨床研究の価値が高まっている.
- レセプトの入手経路によって特徴が異なる.

A 二次利用可能な診療関連データベース

研究に利用される診療関連データには,診療報酬明細書(レセプト),がん登録(全国がん登録,院内がん登録など),学会が取りまとめる症例登録などがある.これらを用いた疫学研究では,母集団に対する悉皆性(後述),情報の精緻さ,リアルワールドデータ※であることの有用性などがある.

1. レセプト

レセプト(診療報酬明細書,調剤報酬明細書,訪問看護療養明細書)には,患者が受けた診療行為,薬剤,回数,使用量,診療報酬点数などの詳細が記録されており,それにもとづいて診療を実施した医療機関や保険薬局が保険者に診療報酬を請求する.

もともとレセプトは医療機関が保険者に診療報酬を請求するための仕組みであったが,診療内容の詳細が記録されていることに加えて,様式が標準化されていることや,全国の医療機関において電子化が進んだことから,レセプトの研究への利用が急速に進んだ.

レセプトは医療資源の需給状況が把握できることから,保健医療計画,地域医療計画,地域医療構想などに用いられてきた.さらに,特定の疾病に関する有病率,罹患率,時間トレンドを把握する記述疫学や,特定の薬剤の治療効果を検証する臨床研究,また新しい制度や診療報酬の導入による入院日数や医療費への影響を検証するようなヘルスサービスリサーチへと広範囲に用いられている.

2. がん登録

がん登録には,全国がん登録,院内がん登録,臓器がん登録がある.全国がん登録は,「がん登録等の推進に関する法律」に基づいて実施されている.医療機関が,がんと診断された患者の情報を届け出ることで,がん患者に関する情報は国によって一元管理されている.罹患統計の把握や,医療計画など公衆衛生的な施策の立案や分析を主な目的としているため,収集される情報は診断

※ランダム化比較試験は厳格な適格基準を満たす患者を対象に実施されていて,診療実態に沿っていないとの懸念から,実臨床データによる検証の有用性が増している.

表1　**入手経路別のレセプトの特徴**

	医療保険者	NDB	診断群分類研究支援機構	医療機関	市販データベース
患者が保険者を移動した際の追跡性	×	×	△[*1]	△[*1]	＊4
患者が複数病院を受診した際の追跡性	○	○	×	×	＊4
被保険者に対する悉皆性	○	○	×	×	＊4
全国民に対する悉皆性	×	○	○[*2]	×	×
DPC 様式1の利用	×	×	○	△[*3]	＊4
入院外来の継続性	○	○	△[*1]	△[*1]	＊4
レセプト以外の情報	保健事業の情報	特定健診・特定保健指導	×	検査値など	＊4

[*1] 同一病院内であれば可能
[*2] 急性期病床の9割と推計
[*3] DPC 参加病院であれば可能
[*4] 事業者によって異なる

日，がんの種類，進行度，治療内容，生存確認などに限られる．一方，院内がん登録は，がん診療連携拠点病院等を中心に，各施設を受診したがん患者のデータを収集する制度である．全国がん登録よりも詳細な診療情報が標準化されたルールで収集される．院内がん登録の情報は，院内がん登録全国収集データとして国立がん研究センターが収集している．

3. 学会による診療データベース

National Clinical Database（NCD）は，外科系臨床学会が設立した一般社団法人によって収集される手術症例データベースである．国内5,000以上の医療機関から毎年150万件近いデータが収集されている．手術や治療に関する詳細な情報と，術後アウトカムや合併症に関する情報，さらにレセプトも収集される．専門医制度と連携することで国内の手術症例に対するカバー率が高いことが特徴である．詳細な臨床情報が含まれることから，近年，NCD を活用した研究が増加している．NCD データを利用した研究には，各学会を経由した申請が必要である．

そのほか，種々の学会により診療関連データベースが作成されている．

B　研究・実務に使用されるレセプトデータ

レセプトを研究に用いるためには，レセプトを保有するところから適切にレセプトを入手する必要がある．どのような経路で得られたレセプトかによって特徴があり，目的とする研究に沿ったレセプトの入手が必要である（表1）．

1. 医療保険者（被用者保険，国保，後期高齢者）のデータ

国民健康保険（国保）では，国民健康保険中央会がレセプトから国保データベース（Kokuho Databse：KDB）を構築している．そのほか，全国健康保険協会（協会けんぽ），健康保険組合など，各保険者がそれぞれレセプトによるデータを保有している．被保険者（被扶養者を含む）のレ

セプトをすべて保有するため被保険者を母集団と考えた際の悉皆性は高い．患者が複数の医療機関を受診している場合でも，すべての医療機関のレセプトを保険者は有している．ただし労災保険，公費負担医療，自費診療は含まれない．また，患者が保険者を移動になった場合（健康保険から国民健康保険への移動や，国民健康保険から後期高齢者医療制度への移動），必ずしも個人を結合することができない．被保険者に対する悉皆性を活かした有病率・罹患率調査や，保険者を移動しない限りは個人の追跡が可能であるため，比較的長期の予後の検討に向く．一方で，臨床情報の利用ができないため，詳細な臨床研究には不向きである．

2. NDB

NDB（national database，レセプト情報・特定健診等情報データベース）は，厚生労働省がとりまとめる全保険者から収集されたレセプト情報である．国民皆保険制度のわが国において，悉皆性はきわめて高い（ただし，労災，公費負担医療，保険外診療が含まれないのは保険者と同様である）．NDB オープンデータとして集計されたもののほかに，申請することで NDB データの第三者提供を受けることが可能である．提供を受けられるデータには，「特別抽出」「集計表情報」「サンプリングデータ」の3種類がある．なかでも，特別抽出で提供されるデータは，指定した条件に沿って患者個人をベースに抽出されるもので，通常のレセプトと同様の分析が可能である．ただし申請や管理には厳しい基準が要求される．NDB の最大の利点は，国民に対する悉皆性である．疾患の罹患率・有病率調査や，医療実態を把握するうえでの利点は大きい．

3. 診断群分類研究支援機構のデータ

診断群分類（diagnosis procedure combination：DPC）のデータについて，厚生労働科学研究費補助金による DPC 研究班を母体とし，研究班が独自に全国の DPC 参加病院から協力を得て収集したータである．機構に委託されているデータは DPC 参加病院の7割，国内の急性期病床の9割をカバーする．研究班と連携し適切に手続きを行うことで，研究への利用が許可される．急性期入院医療に関しては全国民に対する悉皆性が高く，また DPC 様式1が利用できることから急性期入

 DPC 様式 1[*1] の活用

DPC は診断名と診療行為を示す体系コードのことである[*2]．その中で，様式1と呼ばれる情報がある．様式1は，退院サマリー情報と表現され，通常のレセプトにはない臨床情報が多く含まれている．そのため DPC を用いた研究は，それ以外のレセプトと比較して，臨床研究に取り組みやすいメリットがある．

様式1に含まれる情報として，身長，体重，喫煙指数，救急搬送の有無，主病名，入院契機病名，医療資源病名，日常生活動作（ADL）スコア（入院時，退院時），転帰などがある．さらに，疾患別に追加される重症度などの情報がある．

[*1]「DPC における様式1」はレセプト分析においては重要な用語として覚えておいて欲しい．

[*2] DPC は診断名と医療行為を体系化したコードのことである．また，そのコードが用いられる包括医療費支払いの一種の診断群分類別包括評価の制度を指すこともある．これは，入院医療費について病名や治療内容による DPC ごとに1日当たりの費用を算定する方法である．なお，入院外などの一般のレセプトは，出来高払い制度により，原則として実施した診療行為毎の費用（点数）が記載される．

院医療に関する臨床研究に適している（前述の医療保険者のデータでは利用できない）．一方で，1回の入院情報に限るので，5年生存率のような長期予後の検討には不向きである．

4. 各医療機関のデータ

当該医療機関を受診した患者のレセプトがある．あくまで，当該病院を受診した患者の診療に限るため，ある患者が他の医療機関を受診している場合，他の医療機関のレセプトは得られない．患者が複数の医療機関を受診していることは多いため，注意が必要である．一方で，電子カルテなどから検査値，画像所見，病理診断などレセプト以外の情報が得られることも多い．したがって，臨床情報を活用した臨床研究に利用しやすい．

5. 市販データベース

複数の保険者もしくは医療機関からレセプトを収集し，研究などの二次利用目的で販売する事業者がある．事業者によって，収集されているレセプトの範囲，内容はさまざまであり，また非公開であることもあるため，利用には留意が必要である．特に，母集団が何なのかと，それに対する悉皆性についての確認は重要である．

C 診療関連データベースを利用する利点と注意点

1. 悉皆性

診療関連データベースを研究に用いる利点は，想定する母集団に対する悉皆性である．例えば，特定の保険者を母集団と考えた際には，当該保険者のレセプトによって把握される有病率や罹患率はほぼ悉皆調査と考えられる．またNDBで考えた場合には，国民全体の悉皆調査に相当する．例えば希少疾患の罹患率や有病率調査において，NDBを利用した推計は，従来のサンプリング調査などに比較して悉皆性があり，かつリアルタイムに実施可能であり，保健医療計画への活用が可能である．

2. サンプルサイズ

診療関連データベースを用いた臨床研究は，膨大な症例数のあるリアルワールドデータとしての分析が可能である．NCDやレセプトを用いた臨床研究では数百万人のデータを分析することが可能である．

3. 情報の妥当性

診療関連データベースを用いる際には情報の妥当性に注意する必要がある．たとえば，レセプトは，基本的には，診療を行った医師，医療機関において適切な処置名や請求コードが記載されていることが前提となっている．そこに記録される診断の妥当性は，診断した医師の裁量に基づいており，必ずしも診断基準との整合性があるわけではない．このような場合，病名と医療行為を合わせて診断の妥当性を高める手法が取られる．たとえば，虚血性心疾患の病名に対して，心臓カテーテル検査が実施されているものに限定するなどがある．

レポート課題

1. レセプトを用いて胃がんの術後合併症に関する研究をする際に，どのようなアウトカムの定義ができるか考えてみましょう．
2. 希少疾患の有病率・罹患率調査を行うために，レセプトを用いた研究計画を考えてみましょう（どのような種類のレセプトが必要か，どのように対象者を抽出するか）．

14章 疫学研究と倫理

学修のポイント

- 疫学研究の倫理的対応では対象者の保護がもっとも重要である.
- 法律による対応が必要なものを除き,通常の疫学研究では「人を対象とする生命科学・医学系研究に関する倫理指針」を遵守する必要がある.
- 研究により経済的な利益関係(金品など)やその他の利益(地位・利権など)が研究者に関わる場合は,利益相反について組織による管理と研究者自身による開示がなされるべきである.
- 疫学研究を実施するには,事前に研究計画書を作成し,倫理審査委員会による承認後に機関の長の実施許可を得る必要がある.

A 研究者が守るべき基本原則

疫学研究においては,参加者個人の医学的情報を扱い,侵襲や介入といった要素が加わる場合もあることから,倫理的な考慮が必須となる.研究計画の段階で倫理面を十分考慮し,倫理審査を受けてから研究を開始し,研究実施中に生じた参加者の不利益などへの倫理的な対応が十分になされる必要がある.研究発表・論文化の際にも倫理的な対応が十分であった研究であることを示さなければ,学会や医学雑誌が公表に適さないと判断する場合がある.

人を対象とする医学研究の国際的な倫理原則については,第二次世界大戦のナチス・ドイツの人体実験に対する反省から策定されたニュルンベルグ綱領 (Nuremberg code) が出発点となる.ニュルンベルグ綱領では,被験者の自発的な同意が絶対に必要であること,社会的に利益となる研究に限定して行うなど,人で試験を行う際に順守すべき10項目の基本原則を定めている.

1964年には世界医師会がヘルシンキ宣言「人間を対象とする医学研究の倫理的原則」を採択した.ヘルシンキ宣言は改定を繰り返しており,患者・被験者の健康・福利・権利を向上させること,社会的弱者の保護,インフォームド・コンセント (informed consent:IC) が可能な場合は自発的同意を得ること,ICが不可能な場合の代理人の選定,科学的文献の十分な知識と基礎的な研究を経て行う研究であること,倫理委員会の設置などが述べられている.

アメリカでは,アフリカ系アメリカ人に対する梅毒の観察研究において,治療可能となった後も適切な治療を提供せずに自然経過を観察することを優先したとして社会問題となったタスキギー梅毒研究 (1932〜1972年) などへの反省から,ベルモント・レポートが1978年に発行され,被験者保護についての3つの基本原則が述べられている (表1).

B 人を対象とする生命科学・医学系研究に関する倫理指針

日本における倫理指針は2001年にヒトゲノム・遺伝子研究に関する倫理指針,2002年に疫学研

表 1　ベルモント・レポートによる 3 つの基本原則

①人格の尊重 (respect for persons)	患者や被験者を自律的な主体として扱うことで，インフォームド・コンセントが関係
②善　行 (beneficence)	被験者の危害の最小化福利 (well-being) を確保することへの要請
③正　義 (justice)	研究の負担の配分を公正にすることが必要

表 2　「人を対象とする生命科学・医学系研究に関する倫理指針」による基本方針

①社会的及び学術的意義を有する研究を実施すること
②研究分野の特性に応じた科学的合理性を確保すること
③研究により得られる利益及び研究対象者への負担その他の不利益を比較考量すること
④独立した公正な立場にある倫理審査委員会の審査を受けること
⑤研究対象者への事前の十分な説明を行うとともに，自由な意思に基づく同意を得ること
⑥社会的に弱い立場にある者への特別な配慮をすること
⑦研究に利用する個人情報等を適切に管理すること
⑧研究の質及び透明性を確保すること

（文部科学省，厚生労働省，経済産業省：人を対象とする生命科学・医学系研究に関する倫理指針，2022より引用）

究に関する倫理指針，2003 年に臨床研究に関する倫理指針と整備され，その後，それが統合され現在の「人を対象とする生命科学・医学系研究に関する倫理指針（倫理指針）」となった．

　表 2 に示した倫理指針による基本方針において，①では人類の健康増進および福祉の発展に寄与する意味のある研究であることが必要とされ，②では適切な疫学手法を用いて実施することが含まれる．③では対象者の負担として侵襲のみならず，手間（労力，時間）や経済的出費を考慮して，対象者と社会として得られる利益を比較することとなる．④では倫理委員会による審査を必須としており，⑤では，IC を求める場合，研究対象者等が研究者等に依存した関係にあるか，または同意を強要されているおそれがあるかについて，特別な注意を払う必要があるとされている．⑥では特に「社会的弱い立場にある者」として，学生，下位の職員，被拘禁者などがあげられる．⑦の詳細は次項で述べる．⑧については，従来から疫学研究の倫理で重視されていた被験者保護に加えて，研究不正への対応についても十分な対応が必要と考えられるようになった経緯がある．また，国内で行う疫学研究であっても，法律が適用される研究であれば該当する法律の遵守義務が生じる．特に，医薬品等の有効性や安全性を評価する研究では，臨床研究法の範囲となる可能性があるので，研究を実施する際は事前に確認が必要である（「H．臨床研究法，治験」の項目を参照）．

C　個人情報保護

　疫学研究では参加者の個人情報を保護することが重要である．日本では，1980 年の経済協力開発機構（OECD）によるプライバシー保護と個人データの国際流通についてのガイドラインを基盤として，2003 年に個人情報保護法が制定された．

　個人情報保護法では，「利用目的による制限」，「要配慮個人情報の取得制限」，「第三者提供の制限」について学術研究は例外，「安全管理等」，「保有個人データの開示等」については学術研究も適用としている．そのため，個人情報保護法の例外項目がある学術研究としての疫学研究は，先の倫理指針を遵守することが求められており，倫理指針では学術研究機関等に該当するか否かにより，

表3　倫理指針で用いられる個人情報保護法による用語の説明

a.	個人情報	・当該情報に含まれる氏名，生年月日その他の記述等により特定の個人を識別することができるもの ・個人識別符号が含まれるもの
b.	個人識別符号	・身体の特徴をコンピューターで使用するために変換した文字，番号，記号などで，特定の個人を識別できると個人情報保護委員会規則で定める基準に該当するもの ・顔認証や静脈認証のデジタルデータ，一定以上のゲノムデータ等[注1]が該当する
c.	要配慮個人情報	・本人の人種，信条，社会的身分，病歴，犯罪の経歴，犯罪により害を被った事実など本人に対する不当な差別，偏見など不利益が生じる恐れがあり，取扱いに特に配慮を要する個人情報
d.	匿名加工情報	・特定の個人が識別できないように，個人情報保護法の下で個人情報保護委員会規則が定める基準に則った加工がなされたもの ・既に作成されている匿名加工情報のみを利用する場合は倫理指針の適用外となる
e.	仮名加工情報	・個人情報保護法が規定する方法で，他の情報と照合しない限り特定の個人を識別することができないように個人情報を加工して得られる個人に関する情報 ・仮名加工情報の作成の元となった個人情報や当該仮名加工情報に係る削除情報等を保有している場合は個人情報として扱う必要がある
f.	個人関連情報	・生存する個人に関する情報であって，個人情報，仮名加工情報及び匿名加工情報のいずれにも該当しないもの ・Web サイトの閲覧履歴，Cookie 等の端末識別子，個人識別符号に該当しないゲノムデータ

正確な法律用語は「個人情報の保護に関する法律（平成15年法律第57号）」，「個人情報の個人情報の保護に関する法律施行令（平成15年政令第507号）」を参照されたい.

注1）具体的には，全核ゲノムシークエンスデータ，全エクソームシークエンスデータ，全ゲノム一塩基多型（single nucleotide polymorphism：SNP）データ，互いに独立な40ヵ所以上のSNPから構成されるシークエンスデータ，9座以上の4塩基単位の繰り返し配列（short tandem repeat：STR）などの遺伝型情報により本人を認証することができるようにしたもの

ICの例外規定について異なる対応が記載されている.

　個人情報保護法は3年ごとの見直し規定により随時改定がなされる予定となっており，その都度，倫理指針も改定されていくことが予想されるので，確認していく必要がある. 個人情報保護法では「生存する個人に関する情報」が個人情報となるが，倫理指針では死者の情報も「個人に関する情報」と考え，倫理指針の範囲として扱う必要がある. 個人情報保護法では表3に示す用語が用いられており，倫理指針上も個人情報保護法を参照するよう記載されている. なお，以前は「連結不可能匿名化」の用語が用いられ，氏名，ID などを削除し，対応表を完全に破棄して個人情報でないものとして扱う対応がなされていたが，現在はそのような処理が行われていても，別途個人情報が保存されている場合は，残された情報を照合して個人が識別可能となり，「個人情報」として扱うことが適切となる場合がある.

D　インフォームド・コンセント (IC)

　疫学研究を行う際，研究者は参加者に対し，研究の目的と意義，方法と期間，対象者として選定された理由，予想される負担・リスクと利益，同意撤回の自由，資金源と利益相反などを説明して，研究参加者本人または責任ある代諾者（例：未成年の場合の親）から自由意思に基づく同意（IC）を得ることを原則とする. 説明すべき事項は倫理指針に記載されているので参照されたい.

　疫学研究を行う際には参加者があらかじめ IC を受けることが原則となるが，侵襲がない場合や

既存試料・情報を利用する場合など，参加者の負担のレベルやそもそも参加者へのコンタクトがむずかしい場合など，必ずしも IC を受けなくても許容される場合が存在する．倫理指針上，侵襲を伴う研究では文書による IC が必須となるが，侵襲を伴わない観察研究や診療記録を用いる研究などの場合は必ずしも IC を受けることを要しないとしている．その場合，IC に必要とされる要件をすべて満たさなくても，研究対象者が同意について判断を行うために必要な事項（試料・情報の利用目的，同意の撤回が可能である旨など）を説明して，同意確認欄のチェックといった方法（「適切な同意」という）や，研究対象者に研究に関する情報を通知しまたは容易に知り得る状態に置き，拒否できる機会を保障すること（「オプトアウト」という）で代用することが可能である．以上述べた IC の例外の運用については，介入・侵襲・試料の有無や既存試料・情報を利用する研究であるか，試料・情報の提供の場合などに分けて記載されているので，実際に研究を行う場合は，倫理指針を参照されたい．

　成年であって，IC を与える能力を欠くと客観的に判断される者，死者については代諾者から IC を得ることになる．未成年については基本的には代諾が必要となるが，中学校の課程を修了するか 16 歳以上の対象者の場合，侵襲がない研究では，親権者などにオプトアウトが可能な状態とするとともに，本人の同意を得ることが求められる．また，侵襲がある研究では代諾者の同意を得ても本人の同意が必要となる．さらに，中学の課程修了前かつ 16 歳未満の場合は，インフォームド・アセント（研究について，その理解力に応じた分かりやすい言葉で説明を受け，研究を実施されることを理解し，賛意を表すること）を得るように努めなければならない（おおむね 7 歳以上から）．

E 　対象者の保護，侵襲・介入

　疫学研究の倫理的対応では，対象者の保護がもっとも重要で，先に述べたベルモント・レポートによる 3 つの基本原則を考慮し，個人情報を保護して実施する必要がある．侵襲や介入がある場合は，倫理的により慎重な対応が求められる．

　倫理指針では侵襲について，「研究目的で行われる，穿刺，切開，薬物投与，放射線照射，心的外傷に触れる質問等によって，研究対象者の身体又は精神に傷害又は負担が生じること」とし，そのうち軽微な侵襲として一般健康診断程度の採血や胸部単純 X 線撮影，通常診療に上乗せして採血などが行われる場合，単純 MRI 撮像などがあげられている．なお，軽微な侵襲の判断には対象者の年齢や状態も考慮する必要がある．倫理指針において，侵襲（軽微な侵襲を除く）を伴う研究であって通常の診療を超える医療行為を伴うものを実施する場合，健康被害が生じた場合に備え，臨床研究補償保険に加入するなどの対応が求められることになる．

　介入については，「研究目的で，人の健康に関する様々な事象に影響を与える要因（健康の保持増進につながる行動及び医療における傷病の予防，診断又は治療のための投薬，検査等を含む.）の有無又は程度を制御する行為（通常の診療を超える医療行為であって，研究目的で実施するものを含む.）」と定義されており，疫学による介入研究の一般の定義と異なり，観察研究で通常の診療を超える医療行為により検査を行う場合も，倫理指針上は介入がある研究として扱われる．

表4　研究計画書に必要な項目

1. 研究の名称	10. 試料・情報の保管及び廃棄の方法
2. 研究の実施体制	11. 研究機関の長への報告内容および方法
3. 研究の目的及び意義	12. 研究の資金源・利益相反
4. 研究の方法及び期間	13. 研究に関する情報公開の方法
5. 研究対象者の選定方針	14. 研究により得られた結果等の取扱い
6. 研究の科学的合理性の根拠	15. 研究対象者等が研究に係る相談を行うこと
7. インフォームド・コンセントを受ける手続	ができる体制および相談窓口（必要な場合
8. 個人情報等の取扱い	は遺伝カウンセリング）
9. 研究対象者に生じる負担，リスクおよび利益	

F　研究計画書と倫理審査

　研究責任者は，研究を実施する前に研究計画書を作成し，倫理審査委員会の審査を受ける必要がある．特に介入研究では研究計画におけるサンプルサイズの想定や統計解析方法について，論文発表時に事前の計画通りに行ったか問われることになる．研究計画書に含むべき必要事項を表4に示す．その他，該当する場合は代諾やアセントについて，謝礼の詳細，侵襲を伴う研究の場合には，重篤な有害事象が発生した際の対応や健康被害が生じた場合の補償などについての記載が必要である（詳細は倫理指針「第7研究計画書の記載事項」参照）．なお，研究計画書の修正については，倫理審査委員会の審議と承認が必要である．

　倫理審査委員会への申請の際は，倫理審査申請書（Web倫理審査システムへの入力のみで完成する場合あり），研究計画書，説明文書，同意文書，同意撤回文書，利益相反自己申告書を提出するのが一般的である．

　倫理審査委員会では倫理的観点および科学的観点から，利益相反に関する情報も含めて審査が行われ，研究責任者に対して，必要な場合，研究計画書の変更，研究の中止，その他当該研究に関し必要な意見を述べる．倫理審査委員会による研究の承認後，機関の長による実施許可を得て初めて研究を開始できる．なお，多機関共同研究について，以前は機関ごとの倫理審査が一般的であったが，現在は一括審査を原則とすることになっている．他機関で倫理承認された場合は，その結果をもとに自機関の長の実施許可を得て研究を開始する必要がある．

G　臨床試験登録，研究結果の発表

　参加者の善意による研究への協力を無駄にせずに社会に役立てるために，研究者は研究結果を刊行する義務がある．特に，ネガティブな結果となった場合や，薬剤・医療機器の検証などで望ましい結果がでない場合，スポンサー企業の意向で出版が控えられることや，遅らせることが疑われる問題が生じることがあった．そのような場合，メタアナリシスのために抽出する研究がポジティブなものに偏り，有意な結果が生じやすくなるおそれがある．そのことを出版バイアス（publication bias）と呼ぶ．現在は，ヘルシンキ宣言や倫理指針上，また医学雑誌に登録する際に事前登録がないものは受理されないことになるため，特に介入を行う研究については，公開データベース（Japan Registry of Clinical Trials：jRCTなど）に研究の概要をその実施前に登録することになる．

H 臨床研究法，治験

　臨床研究法による『臨床研究』の定義である「当該医薬品等の有効性または安全性を明らかにする目的で，医薬品等を人に対して投与または使用すること（医行為に該当するもの）により行う研究」に該当し，かつ，臨床研究法による『観察研究』の定義である「研究の目的で検査，投薬その他の診断又は治療のための医療行為の有無及び程度を制御することなく，患者のために最も適切な医療を提供した結果としての診療情報又は試料を利用する研究」に該当しない場合は，臨床研究法の対象となる研究となる．さらに，①未承認または適応外の医薬品などを用いる研究，②製薬企業等から資金提供を受けて実施する研究は『特定臨床研究』と分類され，法律遵守義務があり，その場合は臨床研究法に基づき臨床研究に関する審査意見業務を行う『認定臨床研究審査委員会』に研究申請をする必要がある．それ以外の承認内・適応内の医薬品等の臨床試験で製薬企業からの資金提供がない場合は，臨床研究法上の努力義務の範囲となり，倫理指針によって行うことも可能となる（認定臨床研究審査委員会への申請は，審査料が高額であることなどにより避けられる傾向がある）．

　新規に開発される医薬品や医療機器などについて，人において有効性と安全性を立証して承認申請をするための臨床試験は，治験と呼ばれる．治験に関わる法律は「医薬品医療機器法」であり，治験の実施については「医薬品の臨床試験の実施の基準に関する省令（GCP省令）」でその基準が定められている．

I 研究不正

　広義の倫理的対応には研究不正防止も含まれる．研究不正の特に重大なものとして，①捏造：存在しないデータ，研究結果などを作成すること，②改ざん：研究資料・機器・過程を変更する操作を行い，データ，研究活動によって得られた結果などを真正でないものに加工すること，③盗用：他の研究者のアイディア，分析・解析方法，データ，研究結果，論文または用語を，当該研究者の了解もしくは適切な表示なく流用することがあげられる．

　人為的に多能性幹細胞を作成できたとして2014年1月にNature誌に発表されたSTAP細胞（細胞刺激惹起性多能性獲得細胞）は，再生医療分野の大きな発展につながる重要な研究として非常に注目されたが，論文中の複数の画像に人為的な加工の形跡があるなど，データの不自然さが早い段階から指摘され，同年7月に論文が撤回される事態となった．

　ディオバン事件では，高血圧の治療薬であるディオバンの医師主導臨床試験により当該薬剤の顕著な心血管イベント抑制効果を示し，薬剤の販売促進の根拠としても利用されていたが，その後，データ操作が判明したことにより，2012年に関係論文を撤回する事態となった．

　以上の研究は社会的に大きく注目されることとなったが，両研究に共通するものとしてデータ操作といった研究不正が問題であったため，その対応を強化する必要性が認識された．また，臨床試験の結果は診療上のエビデンスとなり医療行為の変更につながるものであることから，研究不正により実臨床がゆがめられる事態を阻止するため法律による対応の必要性が意識され，臨床研究法の導入につながることになった．

J　利益相反

　疫学研究における利益相反（conflict of interest：COI）とは，外部との経済的な利益関係（金品など）やその他の利益（地位・利権など）によって，研究で必要とされる公正かつ適正な判断が損なわれる，または損なわれるのではないかと第三者から懸念が表明されかねない事態をいう．具体的には，医薬品や健康食品などの商業化されるものの検証などでは，研究の推進を優先して強引な患者リクルートを行うといったことや，研究結果の解釈が科学的な客観性をゆがめて利益関係のある製品などを有利に扱う，あるいはそれが疑われるといったことがあげられる．

　COIへの対応として，研究者自身による説明責任として自らによるCOI状況の公表が行われ，研究計画書や参加者への説明書へのCOIについての記載が求められている．倫理審査の段階では，利益相反委員会による審査も事前に行われることが一般的で，組織としてのCOIマネジメントが行われている．組織によるCOIの管理措置として，説明書への適切な記載，研究者の研究への参加形態の変更や取りやめ，経済的な利益の放棄などの指示がなされる場合がある．臨床研究法による対応の場合，一定以上の利益関係があれば研究責任者を外れることや，データ管理，モニタリング，統計・解析に関与する業務には従事しないことなどが定められている．

　COIの開示については，大学などの研究機関や学会などでは，一定以上の金額（100万円など）の受け入れから「利益相反状あり・なし」と表現されることが多いが，あくまでも組織の管理上の基準に該当するか否かの判断であり，基準となる金額によりCOIの有無が断定できるわけではない．論文を投稿する際は，国際医学雑誌編集者委員会（International Committee of Medical Journal Editors：ICMJE）の規定により，関係するものは可能性を含めて金額の多寡に関係なく開示することが求められているため，組織の管理基準によるCOIの有無にとらわれず，論文発表の際は適切にCOIを開示する必要がある．

 レポート課題

1. 「ヘルシンキ宣言」（日本医師会訳）と「人を対象とする生命科学・医学系研究に関する倫理指針」の両方を確認しながら，仮想の研究計画をつくってみましょう．
2. 仮想の研究計画について，同意説明文書やオプトアウト文書をつくってみましょう．

《参考URL》
- 厚生労働省ホームページ：研究に関する指針について―人を対象とする生命科学・医学系研究に関する倫理指針（https://www.mhlw.go.jp/stf/seisakunitsuite/bunya/hokabunya/kenkyujigyou/i-kenkyu/index.html）（2024年2月1日最終アクセス）
- 臨床研究法について（厚生労働省）（https://www.mhlw.go.jp/stf/seisakunitsuite/bunya/0000163417.html）（2024年2月1日最終アクセス）
- 個人情報保護法等（個人情報保護委員会）（https://www.ppc.go.jp/personalinfo/）（2024年2月1日最終アクセス）
- COI管理ガイドライン（日本医学会）（https://jams.med.or.jp/guideline/coi_guidelines.pdf）（2024年2月1日最終アクセス）
- ヘルシンキ宣言（日本医師会訳）（https://www.med.or.jp/doctor/international/wma/helsinki.html）（2024年2月1日最終アクセス）

15章 領域別の疫学

はじめに

　「健康問題を記述・分析し，得られた知見を健康問題の解決に応用する」という疫学の考え方は，保健・医療・福祉の各分野における活動を科学的に実践するためにますます重要となっている．一方，それらの分野における専門性が細分化されるに伴い，疫学の領域も細分化され，より特化した考え方が求められる傾向にある．

　本章では，疫学が中心的な役割を担ういくつかの領域を取り上げ，領域固有の事項，測定方法，疫学指標などについて概説する．なお，本章で扱っていない領域もあるが，疫学では主流でないことを意味するものではない．たとえば，がんの疫学，循環器疾患の疫学は，国内外で主流であり続けている領域であるが，その手法は疫学の基本的な理論と重複する部分が多く，本章ではあえて取り上げていない．過去の疫学研究事例についてもこれまでの章の中で適宜扱っているため，そちらを参照いただければと思う．

　各領域の疫学研究の論文や発表を見聞きする際，その領域に特徴的な考え方に戸惑うことがあるかもしれない．本章の内容は，それらの疑問を解消し，興味をより深めるための入門編として活用いただきたい．

15章-1 臨床疫学

学修のポイント

- 臨床疫学は，疫学の方法論を用いて臨床現場に役立つエビデンスの創出を目指す学問である．
- 研究計画立案時には，クリニカルクエスチョンをリサーチクエスチョンに変換・定式化する．
- 臨床疫学研究では研究目的に合致したアウトカム（エンドポイント）を設定する．
- 治験は製造販売承認申請（薬事申請）を要する医薬品の有効性や安全性を評価する臨床試験である．
- エビデンスに基づく医療（evidence-based medicine：EBM）の実践時には，科学的根拠だけでなく医療資源や患者の価値観も考慮する．

A 概 要

　臨床疫学（clinical epidemiology）とは，疫学の方法論を用いて患者を対象とした介入研究や観察研究を実施し，臨床現場に役立つエビデンスの創出を目指す学問である．臨床疫学研究と称される条件は，①研究対象者が患者である，②疫学の方法論を用いた研究である，③臨床現場への活用を見据えた研究である，の3点である．そのうち，薬剤の有効性や安全性を疫学の方法論を用いて検証する学問は薬剤疫学（pharmacoepidemiology）と称される．薬剤疫学研究の例として，治験（clinical trial）や医薬品の製造販売後調査（post marketing surveillance：PMS）があげられる．

B 領域固有の事項，測定方法や疫学指標

1. リサーチクエスチョンの作成と評価

　臨床疫学研究を計画するうえでもっとも重要な点は，優れたリサーチクエスチョン（research question：RQ）を作成することである．RQを作成するためには，解決したい臨床現場での課題や臨床上の疑問があることが前提となる．このような課題・疑問をクリニカルクエスチョン（clinical question：CQ）と称し，常に臨床現場でCQを想起する姿勢が臨床疫学の専門家には求められる．CQから具体的な臨床研究の計画を立案する前に，そのCQをRQに変換する作業が必要となる．これを疑問の定式化と称し，基本構造（PICO/PECO）（表1）に基づきRQへの変換を行う．RQを作成した後，そのRQに対する客観的な評価を行う．RQの評価基準としては，FINER（表1）が一般的に用いられており，すべての基準を満たすRQが優れたRQであると評価される．

2. 臨床疫学研究におけるアウトカム指標

　臨床疫学研究を計画する際には，RQや研究目的に合致した適切なアウトカムを設定する．アウトカム指標のうち，臨床試験（「第4章7．介入研究/非ランダム化比較試験」参照）で医薬品・医療機器の有効性や安全性を評価するために用いられる指標はエンドポイント（endpoint）と称される．エンドポイントには，生存期間の延長や生活の質（quality of life：QOL）の向上など，生命や健康全体としての利益を評価する項目である真のエンドポイント（true endpoint）と，真のエンドポイ

表 1　リサーチクエスチョンの基本構造（PICO/PECO）と評価基準（FINER）

PICO/PECO	
P	対象者/患者（Participants/Patients）
I または E	介入（Intervention）または曝露（Exposure）
C	比較（Comparison）
O	アウトカム（Outcome）
FINER	
F	実現可能性が高いか（Feasible）
I	学術的に関心が高いか（Interesting）
N	学術的な新規性・独創性を有するか（Novel）
E	倫理的であるか（Ethical）
R	臨床的意義が高いか，患者にとって切実か（Relevant）

表 2　治験のフェーズ

	対象者	内　容
第I相試験 （臨床薬理試験）	健常成人	治験薬の安全性や薬物の体内動態などを確認する
第II相試験 （探索的試験）	比較的少数の患者	第I相試験の結果をふまえ，治験薬の安全性および有効性を確認し，最適な用法・用量を決定する
第III相試験 （検証的試験）	多数の患者	第II相試験の結果をふまえ，治験薬の有効性および安全性を検証する

ントと密接に関連するが測定がむずかしい場合に代替として評価する項目である代替エンドポイント（surrogate endpoint）がある．

　臨床試験では，試験の目的に応じたもっとも重要なエンドポイントを主要評価項目（primary endpoint），主要評価項目の次に重要なエンドポイントを副次的評価項目（secondary endpoint）と称し，主要評価項目は各臨床試験で 1 つのみ設定される．なお，臨床疫学研究におけるアウトカム指標としては，死亡率・罹患率やバイオマーカーなど客観的に測定可能な指標が多く用いられるが，近年では，疾患特異性 QOL に代表される患者報告アウトカム（Patient Reported Outcome：PRO）などの主観的な指標を用いた研究も増加している．

3. 治　験

　治験とは，医薬品の国内における製造販売承認申請（薬事申請）を行うための根拠として，医薬品の有効性や安全性に関するデータを収集する臨床試験である．医師自らが治験を計画・実施することができ，これを医師主導治験と称する．医薬品の開発に際しては，基礎研究や動物を対象とした非臨床試験が行われた後，治験が実施される．治験のフェーズを表 2 に示すが，一般的には第I相試験，第II相試験，第III相試験の順に実施され，いずれの治験でも良好な結果を認めた医薬品が医薬品医療機器総合機構（Pharmaceuticals and Medical Devices Agency：PMDA）の審査を経て厚生労働大臣により承認される．治験を実施する際には，医薬品の臨床試験の実施の基準（Good Clinical Practice：GCP）に関する省令を遵守することが求められる．

表3 EBM実践の具体的な流れ

	項　目	内　容
1	課題・疑問の定式化	患者の臨床的な課題や疑問を明確にする
2	文献情報の収集	課題・疑問に関する質の高い臨床研究論文を収集する
3	文献の批判的吟味	収集した論文に記載された情報を批判的に吟味する
4	患者への適用	論文の情報が患者へ適用できるか検討する
5	事後評価	これまでのEBM実践のステップが適切に行われたかを分析・評価する

4. エビデンスに基づく医療 (EBM)

　Evidence-Based Medicine (EBM) は，医療を実践する際に，科学的研究から得られる最良のエビデンスに基づいて臨床的な意思決定を行うことを重視するアプローチである．EBMを実践するための具体的な流れを表3に示す．

　EBMの構成要素は，①最良の科学的エビデンス，②医療資源（医療従事者の専門性・熟練度・施設環境等），③患者の価値観の3つである．EBMを実践して医療従事者が当該疾患を有する患者を診療するにあたっては，科学的エビデンスを基盤としつつも，患者の社会的背景や価値観，医療従事者の経験や専門性などを総合的に勘案したうえで，最適な医療サービスを提供することが求められる．なお，EBMの考え方はほかの領域にも適用されており，看護領域におけるEvidence-Based Nursing (EBN)，公衆衛生領域におけるEvidence-Based Public Health (EBPH) などが知られている．

診療ガイドライン

　診療ガイドラインとは，医療従事者が特定の疾患を有する患者に対してアウトカムを改善するための最適な医療サービスを選択・決定できるよう支援することを目的として作成された，特定の疾患に関する科学的根拠に基づいた推奨を含む診療の指針が記載された文書を指す．

　診療ガイドラインでは，対象疾患に対する治療やケアについて，もっとも信頼性の高いエビデンスに基づいた推奨が記載されており，多くの診療ガイドラインは，対象疾患の専門的な診療に主導的な役割を果たす学会が中心となり作成されている．診療ガイドラインの作成を行う際には，GRADE (grading of recommendations, assessment, development and evaluation) システムを用いて，全体的なエビデンスの確実性を評価し推奨の強度を決定する．

　診療ガイドラインに記載された情報について，当該疾患を有する患者の診療に従事するすべての医療関係者は必ず理解すべきであるが，100%の遵守度を求められるものではないことに留意する．個々の患者への適用にあたっては，EBMの考え方に基づき，診療ガイドラインの推奨をベースとしつつも，医療資源や患者の価値観などを総合的に勘案することが求められる．

レポート課題

1. 現在興味のある臨床上の疑問（CQ）を解決するためには，どのような臨床研究を立案したらよいか考えてみましょう．

2. 興味のある診療ガイドラインを読み，ガイドラインに記載されている内容の根拠（エビデンス）となる研究論文を探してみましょう．

15章-2　栄養疫学

学修のポイント

- 食事調査法はさまざまあり，観察単位（個人・集団）や期間（短期的，習慣的把握），コストなどを考慮して選択する.
- 食事や栄養素摂取量と健康関連の諸事象との関連検証をする際は，総エネルギーの摂取量の影響を考慮する必要がある.
- 栄養疫学におけるバイアスとして偶然誤差には日間変動，系統誤差には申告誤差などがある.

A　概　要

栄養疫学は，私たちが日常食べている栄養，食品，料理ならびに食行動による健康への影響を明らかにするために疫学的手法を用いた研究である．近年では，食生活と健康関連の諸事象との関連検証に加えて，「環境面」「社会文化面」も包括的に考慮した持続可能な健康的な食事の検証が注目されている.

B　領域固有の事項，測定方法や疫学指標

1. 食事調査方法

食事調査方法には，主に表1の方法があり，それぞれの利点と欠点を把握し，調査目的にあった選択をすることが大切である．栄養素摂取量の推定には，食品摂取量に食品成分表の数値を掛け合わせて算出するため，食事調査法と食品成分表の精度の影響を受ける（陰膳法と生体試料は除く）.

2. 栄養疫学における誤差

a. 偶然誤差

例）日間変動：個人において日によって摂取するものは異なる．栄養素の集団平均値を得たい場合は，対象者人数や調査日数を増やすことで真の値に近づく.

b. 系統誤差

例）申告誤差（過小申告・過大申告）：あらゆる食事調査法においてエネルギー摂取量は過小申告が生じる（特に肥満者）．エネルギー調整により申告誤差の影響をある程度取り除くことができる.

3. エネルギー調整の方法

a. 密度法

総エネルギー摂取量に対する各栄養素の量の比や割合を算出する方法であり，簡便である．具体的には，総エネルギー摂取量 1,000 kcal 当たりの栄養素の量（g，mg，μg など）の比を算出する.

表1　**主な食事調査法**

時系列	調査方法		概要	長所	短所
調査時	食事記録法（diet record）	秤量法	食べるすべての食品の重量，容量を測定・記載する.	リアルタイムの記録のため，記憶に依存しない．短期間の食事を評価するには，比較的正確．複数日実施の秤量法は「ゴールドスタンダート」とされ食物摂取頻度調査法の妥当性研究で用いられている.	対象者の負担が大きく，多くの人手や時間を必要とするため，多人数の調査には不向き．1日の調査では個人の習慣的な摂取量は推定できない.
		目安法	実際の摂取量の測定は行わずに，目安量（portion size）を記録する．秤量法よりは簡便.		
		写真法	基準ツール（ものさし）などを置いて撮影された写真から訓練を受けた人が摂取量などを推定する.		
	陰膳法（duplicate method）		摂取した食品や食事と同じものを同量用意し，それを化学分析する．食品に混入している汚染物質の摂取量を推定したい場合などは有用な方法.	食品成分表が不要であり，成分表の精度に依存しない．対象者の記憶に依存しない．分析が確立されている栄養素等については正確に把握できる.	負担が大きく，分析費用もかかるため，多くのサンプルを測定することがむずかしい.
過去	食物摂取頻度調査（food frequency method）		質問票にリストされている食品の（過去1ヵ月間・過去1年間）食べた頻度を思い出し，過去の習慣的な食品・栄養摂取量を推定する．1回に摂取する量の尋ね方で，定量式，半定量式，固定量式に分かれる.	比較的簡易で負担が少ないため，大規模調査に適している．疫学研究では，習慣的な食品および栄養素摂取量について，集団における個人のランク付けを行い，疾病・健康事象との関連が検討されている.	あらかじめリストアップされた食品に関する情報しか得られない．摂取量が厳密には算出できない．妥当性研究が必要.
	食事歴質問票（diet history）		食物摂取頻度調査の短所を補い，食行動などの情報も反映されている.	食物摂取頻度調査より実際の摂取量に近い状況が把握できる.	食物摂取頻度調査と同様.
	24時間食事思い出し法（24-hour diet recall）		主に対象者の調査日前日の食事内容を調査員がフードモデルや写真等を使って聞き取る.	対象者の負担が食事記録法に比べて少ない．調査期間中の食品選択への影響が小さい．複数日実施は「ゴールドスタンダート」とされる.	対象者の記憶に頼るので高齢者や低年齢児には不向き．調査員聞き取り方法では，面接方法の標準化や熟練した調査員が必要となるが，最近はコンピューター化されたものが開発されている．1日の調査では個人の習慣的な摂取量は推定できない.
	生体指標（biomarker）		血液や糞尿，髪などの生体試料を化学分析する.	食品成分表が不要であり，成分表の精度に依存しない．対象者の記憶に依存しない．摂取量の大部分が吸収され，尿中に排泄されるような栄養素（カリウム・ナトリウム）は，特に有用とされている.	分析費用もかかるため，多くのサンプルを測定することが難しい．個人の摂取量を反映しているかは栄養素による.

また，タンパク質，脂質，炭水化物については，それらの栄養素によるエネルギーの総エネルギー摂取量に占める割合を算出する場合もある．しかし，エネルギーとの相関が低い栄養素を密度法で調整すると，当該栄養素とエネルギーの間に負の相関が生じ，そのためエネルギーと関連のある疾患では，エネルギーとは逆方向の関連が見かけ上示されてしまうことがあるので，注意が必要である．

b. 残差法

対象集団において総エネルギーを独立変数，栄養素摂取量を従属変数として一次回帰式を求め，回帰式から個人別の残差（予測される値と実測値の差）を算出する方法である．密度法より分布が広く個人の特徴がとらえやすいことや，単位が変わらないため結果の解釈がしやすいというメリットがある．一方で，対象集団に個人の摂取量が影響を受けることから，個人への食事指導には適さない．

 レポート課題

1. 自分が取り組む研究課題での適した食事調査法が何かを考えてみましょう．
2. その際のバイアスはどういうものがあるでしょうか．

15章-3　運動疫学

学修のポイント

- 身体活動は運動と生活活動に分けられる．
- 国際的に，週 150〜300 分の中強度以上の身体活動が推奨されている．
- 疫学的な身体活動量調査には，質問紙または活動量計が主に用いられている．

A　概　要

　運動疫学は，曝露因子あるいは結果因子として，運動に関連する指標を扱う学問分野である．運動や身体活動の不足は，現代社会における主要な死亡原因である非感染性疾患の発症や死亡リスクと関連することが，これまでの運動疫学研究によって明らかにされている．また，座位時間の増加に伴い，死亡リスクが増加することも明らかにされている．このことから，運動や身体活動を促進し，座位時間を短縮することが求められる．

　このような状況を踏まえ，世界保健機関（World Health Organization：WHO）が 2020 年に発表した身体活動と座位行動についてのガイドラインでは，5〜17 歳の子どもと青少年，18〜64 歳の成人，65 歳以上の高齢者，妊娠中および産後の女性，慢性疾患を有する成人および高齢者，障害のある子供と青少年，障害のある成人，それぞれに対して必要な身体活動の頻度，継続時間，強度，種類，総身体活動量などを詳細に示している．日本においても，2013 年からの第 4 次国民健康づくり対策（健康日本 21（第二次））に伴い，「健康づくりのための身体活動基準 2013・身体活動指針（アクティブガイド）」が策定された．国民向けには，「＋10（プラステン）：今より 10 分多く体を動かそう」をメインメッセージとして，身体活動の普及啓発が図られ，2024 年度からは，第 5 次国民健康づくり対策である「21 世紀における第三次国民健康づくり運動」健康日本 21（第三次）が開始され，「健康づくりのための身体活動・運動ガイド 2023」が策定されている．

B　領域固有の事項，測定方法や疫学指標

1. 身体活動，運動，生活活動，座位行動

　身体活動は運動よりも広い概念であり，「骨格筋の活動により安静時よりもエネルギー消費が高まるすべての身体動作」と定義される．安静時のエネルギー消費量は身体活動の強度の基準として用いられており，「1 メッツ」（metabolic equivalents：METs）と表現される．ある身体活動の強度は，安静時の何倍のエネルギーを消費するのかで表され，通常歩行は 3 メッツ，軽いランニングであれば 6 メッツである．国際的に，中強度は 3 メッツ以上，高強度は 6 メッツ以上と定義されていることから，3 メッツ以上の中高強度身体活動時間（moderate-to-vigorous physical activity：MVPA）が運動疫学分野における評価指標としてよく用いられる．

　「健康づくりのための身体活動・運動ガイド 2023」では，図 1 に示すように，身体活動は「安静にしている状態よりも多くのエネルギーを消費する，骨格筋の収縮を伴う全ての活動」，生活活動

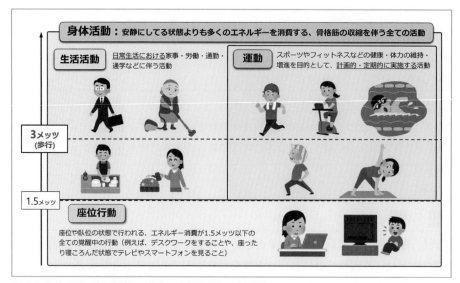

図1　身体活動（生活活動・運動・座位行動）の概念図
（健康づくりのための身体活動基準・指針の改訂に関する検討会：健康づくりのための身体活動・運動ガイド2023，厚生労働省より引用．https://www.mhlw.go.jp/content/001194020.pdf（2024年2月1日閲覧））

は「日常生活における家事・労働・通勤・通学などに伴う活動」，運動は「スポーツやフィットネスなどの，健康・体力の維持・増進を目的として計画的・定期的に実施する活動」と定義される．また，座位行動は座位や臥位の状態で行われるエネルギー消費が1.5メッツ以下の全ての覚醒中の行動と定義されている．

2. 推奨される身体活動量

身体不活動は世界で第4位，わが国で第3位の死亡リスクである．ここでの身体不活動は「種々の身体活動指針で推奨されているような身体活動量を満たしていないこと」と定義される．推奨される身体活動量とは，WHOのガイドラインに基づけば，1週間を通して，中強度の有酸素性の身体活動を150～300分，高強度の有酸素性の身体活動を75～150分，または中強度と高強度の身体活動の組み合わせによる同等の量となる．さらに，週2日以上，すべての主要筋群を使用して実施する中強度以上の筋力向上活動も推奨されている．また，座りっぱなしの時間を減らし，座位時間を身体活動に置き換えることで，健康効果が得られることも示されている．

わが国の「健康づくりのための身体活動・運動ガイド2023」では，「歩行又はそれと同等以上の身体活動を1日60分以上行うことを推奨する」などの定量的な推奨事項だけでなく，「個人差を踏まえ，強度や量を調整し，可能なものから取り組む」といった定性的な推奨事項も含んでいる（図2）．

3. 身体活動測定法

a. 質問紙法

自記式，インタビュー形式，電話形式などで用いられる質問紙法は，安価で対象者や調査者の負担が少なく，場面別（移動/仕事/余暇など）・種類別（スポーツ種目など）の身体活動が把握できる．

全体の方向性　個人差を踏まえ、強度や量を調整し、可能なものから取り組む
今よりも少しでも多く身体を動かす

対象者※1	身体活動		座位行動
高齢者	歩行又はそれと同等以上の (3メッツ以上の強度の) 身体活動を **1日40分以上** (1日約**6,000歩以上**) (=週15メッツ・時以上)	**運動** 有酸素運動・筋力トレーニング・バランス運動・柔軟運動など多要素な運動を週3日以上 **【筋力トレーニング※2を週2～3日】**	**座りっぱなしの時間が長くなりすぎないように注意する** (立位困難な人も、じっとしている時間が長くなりすぎないように、少しでも身体を動かす)
成人	歩行又はそれと同等以上の (3メッツ以上の強度の) 身体活動を **1日60分以上** (1日約**8,000歩以上**) (=週23メッツ・時以上)	**運動** 息が弾み汗をかく程度以上の (3メッツ以上の強度の) 運動を**週60分以上** (=週4メッツ・時以上) **【筋力トレーニングを週2～3日】**	
こども (※身体を動かす時間が少ないこどもが対象)	(参考) ・中強度以上（3メッツ以上）の身体活動（主に有酸素性身体活動）を1日60分以上行う ・高強度の有酸素性身体活動や筋肉・骨を強化する身体活動を週3日以上行う ・身体を動かす時間の長短にかかわらず、座りっぱなしの時間を減らす。特に余暇のスクリーンタイム※3を減らす。		

※1　生活習慣、生活様式、環境要因等の影響により、身体の状況等の個人差が大きいことから、「高齢者」「成人」「こども」について特定の年齢で区切ることは適当でなく、個人の状況に応じて取組を行うことが重要であると考えられる。
※2　負荷をかけて筋力を向上させるための運動。筋トレマシンやダンベルなどを使用するウエイトトレーニングだけでなく、自重で行う腕立て伏せやスクワットなどの運動も含まれる。
※3　テレビやDVDを観ることや、テレビゲーム、スマートフォンの利用など、スクリーンの前で過ごす時間のこと。

図2　身体活動・運動の推奨事項一覧
（健康づくりのための身体活動基準・指針の改訂に関する検討会：健康づくりのための身体活動・運動ガイド 2023，厚生労働省より引用．https://www.mhlw.go.jp/content/001194020.pdf（2024年2月1日閲覧））

測定期間についても，数時間～1年まで幅広く設定することができる．短所として，信頼性・妥当性については必ずしも高くなく，思い出しバイアスや報告バイアスが混入しやすいことが知られている．

わが国の主要なコホート研究では種々の質問紙が用いられており，国際的には，国際標準化身体活動質問票（international physical activity questionnaire：IPAQ）や世界標準化身体活動質問票（global physical activity questionnaire：GPAQ）が広く用いられている．これらの質問紙に関する情報は，身体活動研究プラットフォーム（http://paplatform.umin.jp，2024年2月1日最終アクセス）にまとめられている．

b. 活動記録法

活動記録法は，1～15分単位の目盛が記載された記録用紙に，1日の活動内容を記入する手法である．各活動内容に対して，運動強度を表すメッツを割り当て，各活動あるいは1日のエネルギー消費量を推定する．活動記録法は安価で信頼性・妥当性も良好で，場面別・種類別の身体活動が測定できるが，対象者が記録する負担や調査者が解析する負担が大きく，測定期間は数時間～数日が限度となる．

c. 二重標識水法

1日の総エネルギー消費量を測定する信頼性・妥当性の高い基準法は，二重標識水法である．二重標識水とは，酸素と水素の安定同位体を一定量含んだ水であり，摂取から2週間ほど後に尿または唾液を複数回採取し分析することで，酸素と水素の体内での減衰率の違いから，二酸化炭素排出量と酸素摂取量を求め，エネルギー消費量を推定することができる．

　短所として，測定に必要な機器や検査がきわめて高額で，専門的な知識と技術が必要であり，測定期間中の身体活動の種類や頻度，強度などの情報は取得できない．

d. 活動量計・歩数計

　加速度センサーを内蔵した腰や腕に装着するタイプの活動量計（加速度計）や歩数計が，数多くの疫学研究で利用されている．長所として，二重標識水法と比べれば安価であり，数ヵ月間の活動を評価することも可能である．短所として，信頼性・妥当性には機種間差があり，機種間の互換性も高いとはいえず，身体活動が生じた場面や種類についても把握ができない．

 レポート課題

1. 質問紙法または歩数計を用いて，自身の身体活動量を評価してみましょう.
2. WHO の推奨量を満たしているかどうか，日本の国民健康・栄養調査で示されている国民の平均歩数を超えているかどうかを確認し，どうすれば身体活動量をさらに高められるかを考えてみましょう.

15章-4　分子疫学

学修のポイント

> ● 分子疫学は，大規模疫学研究により得られた試料の遺伝子，タンパク質，代謝物などの分子情報をもとに，その頻度や広がりあるいは，疾患との因果関連，発生メカニズム，進行度合い，予後などを明らかにしようとする疫学研究の一分野である．

A　概　要

分子疫学（molecular epidemiology）は分子レベルでの疾病の理解と集団ベースの研究デザインおよびアプローチを組み合わせた，比較的新しい学問分野である．1973年に，インフルエンザウイルスのサブタイプの特異的免疫を利用してインフルエンザパンデミックの重症度の変動を説明した論文において「分子疫学」という用語が初めて使われた（Kilbourne ED：J Infect Dis **127**：478-487, 1973）．

分子疫学は，分子生物学，遺伝学，臨床医学，統計学などの複数の分野を統合した研究分野であり，疾患の原因や発生メカニズム，進行度合い，予後などを分子レベルで調べることを目的としている．具体的には，遺伝子，タンパク質，代謝物などの分子情報を収集し，それらが疾患とどのように関連しているかを解明することで，予防，診断，治療，および公衆衛生上の問題を解決することを目指している．

分子疫学は，疾患の発生や進行に影響を与える遺伝的および環境的要因を特定することにより，より個別化された医療や予防戦略を開発するための基盤となる分野でもある．

B　領域固有の事項，測定方法や疫学指標

1. 研究デザイン

初期の分子疫学研究では，単一の分子マーカーに関する研究仮説を検討することが多く，症例対照研究デザインを用いることが多かった．現在では，遺伝情報や生体試料に対する計測技術の向上により，全ゲノムなどビックデータを含む各種情報が容易に取得できるようになっていることから，研究デザインも症例対照研究に限らず，さまざまな研究デザインにより行われている．国内では各地でバイオバンクに基づく大規模な分子疫学コホート研究が行われている．

分子疫学特有の問題として，生体試料の収集と保管，バイオマーカーの測定手技が，研究の妥当性と再現性に影響を及ぼすことがあるため，疫学，基礎医学，遺伝学，生物統計学など多様な分野の研究者チームの専門知識をもとに，設計段階で考慮しておく必要がある．

2. 解析対象

病原体やその代謝産物，生体反応としての抗体などを解析対象とする分子疫学研究は，広く行われている．近年では，網羅的な生体分子についての情報（オミックス情報）を用いた研究も注目さ

れている. 具体的にはゲノム (genome) 解析, トランスクリプトーム (transcriptome)^{注1} 解析, プロテオーム (proteome)^{注2} 解析, メタボローム (metabolome)^{注3} 解析などである. これらの解析からは, 疾患の病態解明や新しい個別化医療の実現などにつながる知見が創出されることが期待されている. 一方で, 実験的バイアスなどデータ品質管理の課題も指摘されている.

注1:特定の状況下において細胞中に存在するすべての遺伝子転写産物, mRNA の総体.
注2:細胞や体の中で生体機能を果たすために遺伝子から合成されたタンパク質の総体.
注3:生体内に存在する代謝物 (微生物を含む) の総体.

3. 解析上の注意点

　分子疫学では, 情報量が膨大となる研究も多く, データの蓄積, 適切かつ効率的な処理が必要であり, AI (artificial intelligence) 技術の発展とともに AI を用いたさまざまな研究や医療が今後行われると考えられるが, その功罪を理解したうえでの利活用が望まれる. その他の解析, 解釈上の利点・欠点に関しては, 実施する研究デザインに由来するものであり, 説明は当該章を参考にされたい.

　また, 環境因子と遺伝子の交互作用 (gene-environment interaction), すなわち, 同じ環境要因であっても, 遺伝的背景が異なると, 疾病への寄与が異なる現象がみられることがあるため, 解析時には注意を要する. たとえば, 飲酒と食道がんの関係を検討した症例対照研究において, アルデヒド脱水素酵素 2 (*ALDH2*) 遺伝子多型 (rs671) 活性が低いが飲酒ができるヘテロ型の人において, アルコールの食道がんリスクの影響がより強くなる遺伝子-環境要因交互作用が認められている (Matsuo K et al:Carcinogenesis **22**:913-916, 2001).

4. 倫理的配慮

　倫理面では, 収集する情報・試料の取り扱いに関して, インフォームド・コンセントに注意を払う必要がある. 平成 29 (2017) 年度に施行された「改正個人情報保護法」では, 生体情報は個人識別符号としてあげられた. また, 令和 4 年に改正された「人を対象とする生命科学・医学系研究に関する倫理指針」ではゲノム, エピゲノムやオミックスデータなどに遺伝子疾患, 疾患への罹りやすさ, 治療薬の選択に関する解釈を付加して医学的意味をもたせた情報が要配慮個人情報に該当することになるのでデータの取り扱いには注意を要する. 各指針は, 頻繁に改訂されるため, 最新の指針での情報の取り扱いについて確認しておくことが重要である (「14章　疫学研究と倫理」参照).

C 疫学研究事例

例 1）カンボジアの 5〜7 歳児とその母親集団における B 型肝炎ウイルス感染状況実態把握のための血清横断研究

【論文】 Ko K, Tanaka J et al：Existence of hepatitis B virus surface protein mutations and other variants：demand for hepatitis B infection control in Cambodia. BMC Infect Dis **20**：305, 2020

　概　要：カンボジア王国において小児における B 型肝炎ウイルス（HBV）感染状況を明らかにするために，全国から州，村を抽出単位として層化多段階無作為抽出法により選出した 5〜7 歳の小児（$n = 2,520$）およびその母親（$n = 2,026$：平均年齢 32.5 ± 6.1 歳，調査時不在などにより 494 人は欠損）を対象とした疫学研究を行った.

　乾燥濾紙法による検体採取を行い，HBV マーカーの免疫血清学的測定を行ったところ，小児集団の HBs 抗原陽性率は 0.6％，母親集団では 4.4％であった. また，分子ウイルス疫学的検討により，主要な HBV ジェノタイプはジェノタイプ C（80.5％）であり，ジェノタイプ B（19.5％）はベトナムとの国境地帯に限定的にみられた.

　HBV 全長ゲノム解析の結果，全長ゲノム解析が可能であった HBs 抗原陽性の母子 7 ペアでは母子間で 99.6〜100％の相同性が確認され，HBV 母子感染を示唆する結果となった（図 1 の同じ番号の M と C は母子ペア）.

例 2）健常者，大腸ポリープ，粘膜内がん，早期大腸がん，進行大腸がん患者の便のメタゲノム解析・メタボローム解析

【論文】 Yachida S et al：Metagenomic and metabolomic analyses reveal distinct stage-specific phenotypes of the gut microbiota in colorectal cancer. Nat Med **25**：968-976, 2019

　概　要：大腸がんは，大腸ポリープ（腺腫），粘膜内がんを経て大腸がんへと進展する. この研究では，大腸内視鏡検査を受けた 616 名の凍結便を用いてメタゲノム解析とメタボローム解析を行い，大腸がんの病期と腸内環境（細菌や代謝物質を同定）の関係を調べた. その結果，大腸ポリープや粘膜内がんの患者の便に特徴的な細菌を特定し，病期によって便中に増減している腸内細菌や腸内代謝物質が異なることを明らかにした. 本成果の応用により，大腸がんの病期を便で診断するための機械学習モデルが作成された. また，大腸がん発症リスクの高い腸内環境が明らかにされたことにより，予防や治療薬開発につながる可能性が示唆された.

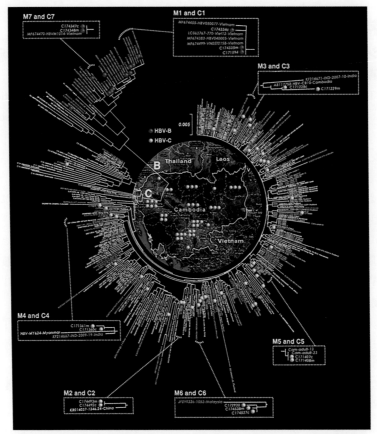

図1　カンボジア全国調査から得られた HBV 母子感染ペアの系統樹解析
（Ko K, Tanaka J et al：Existence of hepatitis B virus surface protein mutations and other variants：demand for hepatitis B infection control in Cambodia. BMC Infect Dis 20：305, 2020 より転載）

📝 **レポート課題**

1. 分子疫学の研究論文を探して，倫理的課題，研究デザインに留意し，明らかになったことを端的にまとめましょう．

15章-5 感染症疫学

学修のポイント

- 感染症（伝染病）は人から人に伝播するため，"基本再生産数"などの特徴的な指標が用いられる．
- 病原体の種類により感染から回復までの自然史が異なる．
- 流行曲線や地理情報システムで流行を記述し，また数理モデルで流行を予測する．

A 概　要

　疫学の"疫"は感染症（infectious diseases）または伝染病（communicable diseases）を意味し，わが国では19世紀後半の伝染病研究の最盛期に誕生した言葉である．その後，時代とともに感染症以外の疫学研究が発展し，現代の疫学はがんや循環器疾患などの慢性疾患が中心となっている．しかし，2019年末に発生した新型コロナウイルス感染症（COVID-19）のパンデミックにより，感染症の疫学が再び脚光を浴びることとなった．

　慢性疾患などと比較すると，感染症（伝染病）は生体から生体に伝播して広がるため，感染者数が指数関数的に変化することが特徴である．したがって，慢性疾患が時系列的には"罹患率"で，断面的には"有病率"でその疾病の疫学情報を表すことに対し，感染症はその広がり方（流行動態）を表すことにも大きな意味をもつ（注：日和見感染症などの人-人感染が中心とならない感染症は該当しない場合もある）．感染症の流行が終息した後は，累積罹患率など，一般的な疫学の指標を用いることもある．

B 領域固有の事項，測定方法や疫学指標

1. 感染症疫学の基本

　まず，感染の成立には，感染源（病原体），感染経路（感染伝播のルート），感受性のある宿主（疫学研究の場合はヒト）のいわゆる"3要素"が必要である．この3要素が揃い，自然のままに感染が拡大する場合，"1人の感染者からその後は平均何人に二次感染を引き起こすか"を意味する基本再生産数（basic reproduction number, R_0：アールノウト，またはアールゼロ）"を用いてその広がり方を評価する．この値は，季節性インフルエンザの1.5程度から麻疹の20程度まで，病原体の種類によって大きく異なる．

　3要素の1つでも欠けると感染は成立しないため，感染対策はそれぞれへ介入することになる．感染者の隔離，感染経路［接触感染，飛沫感染，空気感染（エアロゾル感染）など］の遮断，ワクチンによる感受性の低減，などがあげられる．この3要素のいずれかに介入がなされると二次感染者数は減少するため，実効再生産数（effective reproduction number）という指標を用い，どの程度流行を抑制できたか評価する．この数値が1を下回ると流行は縮小する．

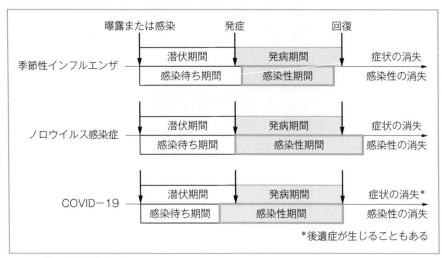

図1　感染症の自然史の例

2. 感染症の自然史

　上記の指標には時間的要素を含んでいないため，感染症疫学では「感染症の自然史 natural history」の概念も重要となる．医療機関では，感染症の患者の治療に際して臨床症状や行動履歴を聞き取るが，この記録により，病原体に曝露した日（感染した日），発症（発病）した日，回復した日をおよそ知ることができ，この情報から潜伏期間，および発病期間を計算することができる（図1）．

　これらの自然史は，感染症の種類によってバリエーションを認める．さらに，感染伝播について理解するためには，感染待ち期間，感染性期間という情報が必要になる．もし感染伝播の続いた事例を追跡できた場合，その連続する発症日の差分により一次感染者と二次感染者との発症間隔（serial interval）が計算できる．この発症間隔は，一次感染者から二次感染者に感染させる期間［世代時間（generation time）］にも相当するので，この情報を蓄積することで間接的に感染性期間（infectious period）を推定することが可能となる．

3. "感染者" か，それとも "発症者" か？

　感染者はすべての人が発症（発病）するわけではなく，感染症の種類により発症する割合（発症指数）が異なる．したがって，感染症の疫学では，感染しても発症しない（不顕性感染）ケースを研究対象に含めるか否かで研究計画が異なってくる．一般的に，不顕性感染を知ることは困難なので，"感染者" ではなく "発症者" の情報を取り扱うこととなる．この場合は真の感染症の流行と比較して過小評価されてしまう．もし，真の流行を評価するため "感染者" の情報を入手しようとする場合，特定の集団全員の抗体価を測定することが必要となるため，その遂行には多大な労力と倫理的な配慮が必要となる．

4. 流行の記述と将来予測

　感染症疫学では，しばしば図表を用いて時間的・地理的変化の情報を記述疫学的に表現する．得られたデータを時間軸（日，週，月，年）に沿って図示すると流行曲線を描くことができる（図2a）．この流行曲線だけでも，流行の拡大速度，ピークの時期と回数，集積性の評価，基本再生産

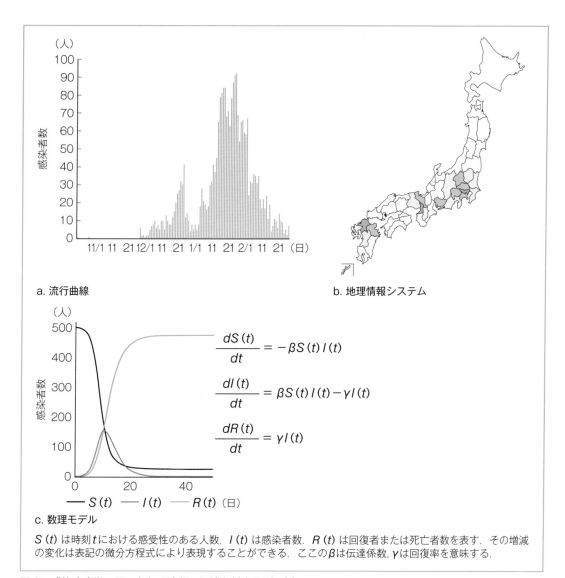

a. 流行曲線

b. 地理情報システム

$$\frac{dS(t)}{dt} = -\beta S(t) I(t)$$

$$\frac{dI(t)}{dt} = \beta S(t) I(t) - \gamma I(t)$$

$$\frac{dR(t)}{dt} = \gamma I(t)$$

c. 数理モデル

── $S(t)$ ── $I(t)$ ── $R(t)$ （日）

$S(t)$ は時刻 t における感受性のある人数．$I(t)$ は感染者数，$R(t)$ は回復者または死亡者数を表す．その増減の変化は表記の微分方程式により表現することができる．ここの β は伝達係数，γ は回復率を意味する．

図2　感染症疫学で用いられる流行の記述と将来予測の例

数など，多くの情報を知ることができる．またデータを地理的（市町村，県，国）に分析したい場合，地理情報システム（geographic information system：GIS）を用いて地域間の相違などを評価することもある（図2b）．この場合は地図に濃淡や色を与えると視覚的に理解しやすくなる．時系列に沿って GIS を描くと，地理的な流行の拡大状況を知ることが可能となる．

　感染症が流行し始めると，その流行がどのように拡大するか，またいつ終わるかなど，将来予測を求められることがある．その場合は，記述疫学や臨床研究で得られた情報をもとに，数理モデル（mathematical modeling）を用いてシミュレーションを行う．広く普及している SIR モデルを例にあげると，感受性のある susceptible 人口（S），感染した infected 人口（I），そして回復または死亡した recovered 人口（R）という3つの群（コンパートメント）を設定し，各々の人口移動を微分方程式に落とし込むことで，感染症の流行を予測することが可能となる（図2c）．

レポート課題

1. 身近な感染症を1つあげ，その病原体，自然史，基本再生産数，発症指数を調べてみましょう．また，これらの情報からどのような感染対策が可能か考えてみましょう．

2. 2009年に発生した新型インフルエンザの世界的な流行は1回のみでしたが，2019年に発生したCOVID-19は世界的な流行を複数回繰り返しています．なぜこのような相違が生じたのか考えてみましょう．

15章-6　社会疫学

学修のポイント

- ●社会疫学は，社会構造が健康と疾病の分布に及ぼす影響とそのメカニズムを解明する疫学の一分野である．
- ●健康格差とは，地域や社会経済状況の違いによる集団間の健康状態の差のことである．
- ●社会疫学では，教育歴・所得・職業を社会経済状況の指標として用いることが多い．
- ●社会関係は，社会的ネットワーク，社会的サポート，ソーシャル・キャピタルなど複数の概念を含んでいる．

A　概　要

　社会疫学（social epidemiology）は，「健康状態の社会内分布と社会的決定要因を研究する疫学の一分野」と定義される．つまり，社会構造が健康と疾病の分布に及ぼす影響，またこれに関係するメカニズムを解明しようとする学問である．

　世界保健機関（WHO）が公表した健康の社会的決定要因に関する委員会（Commission on Social Determinants of Health）の概念的枠組によると，社会経済的・政治的背景が人々の社会経済的地位を生み出し，社会経済的地位が健康の社会的決定要因の中間要因（物的環境，行動・生物学的要因，心理社会的要因）に曝露する程度や影響の受けやすさに関連し，健康格差につながる．健康格差は「地域や社会経済状況の違いによる集団間の健康状態の差」と定義されるが，是正すべきものという価値判断を含んでいる．日本でも重視されており，健康格差の縮小が「健康日本21（第二次および第三次）」の基本的な方向の1つに位置付けられている．

B　領域固有の事項，測定方法や疫学指標

1. 社会経済状況の指標

　社会疫学では，社会経済状況の指標として教育歴・所得・職業を用いることが多い．これらの指標は互いに関連しているが，その関連や各々の重要性は社会の変遷とともに移り変わる．

　教育歴は，最終学歴か教育年数で測定されることがほとんどである．測定が比較的簡単で欠損が少なく，青年期以降はほぼ変化しない．しかし，ジェンダーや世代・教育制度の成熟度によって意味合いが異なる点は注意が必要である．

　所得は主に経済的資源の多寡を表す指標と考えられているが，さまざまな種類があるため，それぞれ意味合いが異なる可能性がある．世帯所得が同じでも，世帯構造や人数が異なれば消費水準が異なるため，等価世帯所得（世帯人員数の平方根で割って調整することが多い）が用いられることもある．自記式調査では無回答・回答拒否の割合が高いという課題がある．

　職業は，職業（仕事の内容），産業（提供されるサービスの内容，業種），雇用形態，企業規模，役職（職階）の側面に分類することができる．職業区分としては「国際標準職業分類」と「日本標準

職業分類」が使われることが多い．雇用形態は，正規雇用，非正規雇用，自営業に分類するのが標準的である．

その他の指標として，主観的社会階層，地域の社会経済状況が用いられることもある．このように社会経済状況にはさまざまな指標があるが，健康格差が生じるメカニズムを想定し，理論的に選択する必要がある．

親の教育歴や職業，幼少期の暮らし向きなど，幼少期の社会経済状況が用いられることもある．幼少期に測定して長期にわたり追跡することが望ましいが，現実的には成人に思い出しながら回答してもらうことが多く，その場合は思い出しバイアスが避けられない．

2. 社会関係

社会関係は，健康の社会的決定要因の一部として健康状態・行動に影響を及ぼすことが明らかにされてきた．社会関係として包括される概念は複数存在するが，構造的側面，機能的側面，資源的側面に区分されることが多い．

構造的側面を表す概念として，社会的ネットワークがある．個人が属する集団に焦点があてられる集団ネットワークよりも，個人のネットワーク（エゴセントリック・ネットワーク）の健康影響が検討されることが多い．ネットワークは，メンバーの数を示す規模，メンバー間の結びつきの程度を示す密度，メンバー同士がお互い似通っている程度を示す同類性などの構造的特性，接触頻度，継続性や互酬性によって測定される．

機能的側面を表す概念として，社会的サポートがある．社会的サポートが健康に影響する経路として，直接効果とストレス緩衝効果が考えられている．後者は，ストレスに対処するために必要な心理的・物質的な資源が社会関係を通じて提供されることで健康への影響が軽減されるとしている．愛情，共感や理解などの「情緒的サポート」，金銭的な援助や買い物の手伝いなどの「手段的サポート」，意思決定や適切なフィードバックをもたらす「評価的サポート」，情報やアドバイスを提供する「情報的サポート」などに分類される．これらは，認知されたサポート（必要なときの利用可能性），あるいは実際に受領したサポートによって測定される．

社会関係を資源としてとらえる概念として，ソーシャル・キャピタルがある．さまざまな議論があるが，社会疫学分野では「ネットワークやグループの一員である結果として個人がアクセスできる資源」と定義されている．「健康日本21（第二次）」にソーシャル・キャピタルという言葉が登場し，地域のつながりの強化（居住地域でお互いに助け合っていると思う国民の割合の増加）が目標項目に入るなど，保健政策分野でも重視されている．

 レポート課題

1. 日本の健康格差に関するデータについて調べてみましょう．
2. 疫学研究で社会経済状況を測定するには，どのような点に留意したらよいか考えてみましょう．

15章-7　環境疫学

学修のポイント

- ●人が意図せずに（involuntary）曝露される外因性因子を「環境」因子として扱う．
- ●他の領域よりも個人単位の曝露評価が困難で，集団単位での曝露評価が行われることも多い．
- ●時間あるいは日単位で変動する因子に曝露されることによる急性影響を調べることも特徴的である．

A　概　要

　環境疫学（enviromental epidemiology）研究で扱う「環境」因子は，人が意図せずに（involuntary）曝露される外因性の因子を指し，一般環境中の金属，農薬，揮発性有機化合物や大気汚染物質などが該当する．また，戦争，地震，津波，竜巻，洪水などの災害を扱うこともある．

　自分の意志と無関係に曝露される因子を扱うことから，質問票調査やインタビュー調査では曝露評価ができない場合が多く，対象者個人の曝露推計には不確実性がつきまとう．また，日々（場合によっては時間単位）変動する因子を対象としているので，日（時間）単位の曝露による急性影響を調べるために，他の領域では扱うことが少ない研究デザインを用いることがある．この領域に特化した学会として国際環境疫学会（International Society for Environmental Epidemiology：ISEE）がある．

B　領域固有の事項，測定方法や疫学指標

1. 曝露評価方法

　疫学研究においては，研究対象者1人1人について，どの程度標的とする曝露因子にさらされているのか評価する事が基本である．環境疫学研究でも質問票やインタビュー調査，血液や尿などの生体試料を使用した汚染物質やその代謝物濃度の測定である生物学的モニタリング，パッシブサンプラーを用いたガス状汚染物質の個人モニタリングといった個人曝露評価が実施される．

　自宅室内など汚染物質濃度が一様であると仮定される微小環境（microenvironment）における濃度測定も，個人曝露の代替指標として実施される．ただし，能動的な曝露ではないので質問票やインタビュー調査による曝露評価は困難な場合が多く，研究対象者全員に長期間にわたるモニタリングを行うことは実施可能性の観点から課題が残る．また，人の健康などを維持するための行政上の政策目標である環境基準を考えるうえでは，対象とする集団を代表する曝露がわかればよいという場合もある．こういった理由から，環境疫学研究で集団を観察単位とした曝露評価を主とすることも多い．

　大気，水，土壌など環境媒体中の汚染物質濃度を実測する環境モニタリングはその1つで，実施主体（環境省，気象庁，自治体など）が測定結果を公開している．環境モニタリングは直接的な測定ができるが，空間的，時間的に網羅することがむずかしいので，環境汚染物質の侵入量，気象・

水象・地象データ，物質移動や化学反応に関するパラメータなどを入力した数理モデルを構築し，環境中での汚染物質濃度を推計する環境モデリングも盛んに行われている．

2. 疫学研究デザイン

環境疫学研究では，気温や大気汚染物質濃度など時間変動がある因子を扱うため，それらの時間あるいは日単位の変動による急性影響について検証を行うこともあるのが特徴的である．その場合に用いる研究手法として以下のようなものがある．

a. 時系列研究 (time-series study)

ある集団において，時間経過に沿って環境と健康データを集めて，それらの関連性を分析する．図1に示す時系列データの例のように，観察単位は集団レベルでよい（事例1も参照）．

b. パネル研究 (panel study)

ある集団を追跡し，環境因子と健康アウトカムデータを繰り返し収集し，それらの関連性を分析する．たとえば，喘息患者を対象にして，毎日肺機能の指標の1つであるピークフロー（最大呼気流量）を測定してもらい，居住地域における大気汚染物質の日平均濃度との関連性を調べる研究などが該当する．

c. ケース・クロスオーバー研究 (case-crossover study)

アウトカムが発生した人のみを対象として，個人内で比較を行う自己対照研究デザインの1つである．同一人物について設定したアウトカム発生時（とそれ以前）の症例期間と，非発生時（とそ

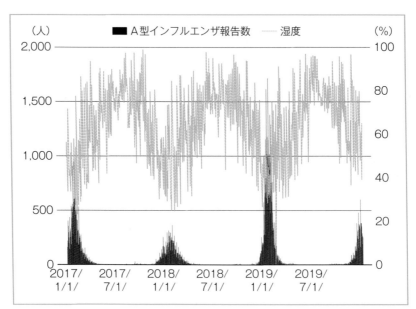

図1　川崎市における日平均相対湿度とA型インフルエンザ報告数（日あたり）の経時的変化
（川崎市大気環境情報（https://www.city.kawasaki.jp/kurashi/category/29-1-10-2-1-0-0-0-0-0.htm）と川崎市感染症情報発信システム（https://kidss.city.kawasaki.jp/）より作成）

れ以前）の対照期間における曝露の有無（曝露分布）を比較するので，年齢や性別など短期間で変わらない個人の性質はマッチングされる．

C 疫学研究事例

例1）湿度とインフルエンザ報告数との関連性について

【論文】Shimmei K et al：Association between seasonal influenza and absolute humidity：Time-series analysis with daily surveillance data in Japan. Sci Rep **10**：7764, 2020

　概　要：インフルエンザウイルスは湿度の高い環境に弱いとされる．これは川崎市における公開データを利用して，2014～2017年における気温に左右されない絶対湿度（集団における曝露）と1日あたりのA型インフルエンザ報告数（集団内の集計値）との関連性を検討した時系列研究である．

例2）大気汚染物質への曝露と脳梗塞発症との関連性について

【論文】Matsuo R et al：Short-term exposure to fine particulate matter and risk of ischemic stroke. Stroke **47**：3032-3034, 2016

　概　要：アメリカの環境保護庁は，短期的な（日単位の）微小粒子状物質への曝露が循環器疾患の原因となりうることを報告しているが，心血管疾患と比べて脳血管疾患に関する知見は少ない．これは2001～2013年において福岡脳卒中データベースに登録された6,885名について，同一個人について発症日と対照日の組み合わせを作り微小粒子状物質濃度比較を行ったケース・クロスオーバー研究である（図2）．

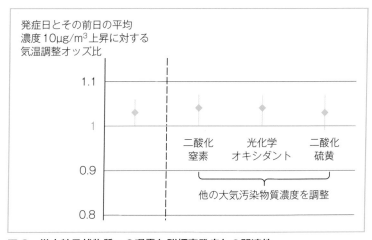

図2　微小粒子状物質への曝露と脳梗塞発症との関連性
（Matsuo R et al：Short-term exposure to fine particulate matter and risk of ischemic stroke. Stroke **47**：3032-3034, 2016 より作成）

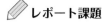 **レポート課題**

1. 国際環境疫学会（ISEE）と関係が深い雑誌 Epidemiology あるいは Environmental Epidemiology に掲載されている論文から1編選び，どのような曝露評価が行われているか整理してみましょう．

15章-8 放射線疫学，電磁界の疫学

学修のポイント

- 放射線の透過作用，電離作用などの特性は，放射線の種類やエネルギーによって異なるため，疫学研究を行う場合は，それぞれの性質を理解して可能な限り正しく曝露評価を行うことが重要である．
- 放射線被曝のリスクは，ある健康影響の発生率がどれだけ過剰にあるかを過剰リスクとして表すことが多い．

A 概　要

1. 放射線の種類と分類

　放射線は電離作用の有無によって，電離放射線（狭義の放射線）と非電離放射線に分けられる．放射線疫学としては，広島・長崎の被爆者と被爆者2世に対する原爆被爆者調査が70年以上継続されている．原子力発電所事故調査，医療被曝などに応用され，近年は電磁界の疫学研究も電磁界研究と呼ばれ，国際的に注目されている．放射線の種類を表1，電磁界の分類を表2に示す．

　一般に「放射線」というときには，電離放射線を指すことが多い．3 THz 以下の電磁波を電波と呼ぶ．

表1　放射線の種類

| 電離放射線 | 粒子線 | α線，β線，その他の粒子線（陽子線，重陽子線，中性子線など） |
| | 電磁波 | X線，γ線 |

| 非電離放射線 | 電波，マイクロ波，赤外線，可視光線，紫外線 |

表2　電磁界の分類（「電波防護指針」の対象となる300 GHz 以下の周波数帯）

名称	静電磁界	超低周波電磁界	中間周波電磁界	高周波電磁界
周波数	0 Hz	0 Hz〜300 Hz	300 Hz〜10 MHz	10 MHz〜300 GHz
波長	（無限大）	1000 km〜	30 m〜1000 km	1 mm〜30 m
主な作用	刺激作用　←　　　　　　　　　　　熱作用　　　　　　　　　　→			
主な発生源の例	地磁気，磁気共鳴画像撮影装置（MRI），鉄道	家電製品，電力設備（送電線など）（50/60 Hz）鉄道（〜300 Hz）電子商品監視装置（EAS）（200 Hz〜14 kHz）	IH調理器（20〜90 kHz）鉄道（300 Hz〜20 kHz）電子商品監視装置（EAS）（22〜8.2 MHz）	非接触ICカード（13.56 MHz）電子タグ（RFID）（13.56 MHz〜2.45 GHz）携帯電話基地局（700 MHz〜数十 GHz）電子レンジ（2.45 GHz）携帯電話等無線通信機器（〜数十 GHz）

2. 放射線等の単位

　放射能はベクレル（Bq），放射線はグレイ（Gy）とシーベルト（Sv）という単位で表す．具体的には，ベクレルは，放射線を出す能力を表す．グレイは吸収線量ともいわれ，放射線のエネルギーが物質にどれだけ吸収されたかを表す．シーベルトは，線量当量ともいわれ，人が放射線を受けたときの影響の程度を表す．シーベルトはグレイに線質係数を乗じたものである．そして，線質係数は，放射線の種類とエネルギーによる影響の程度の違いを考慮した係数である．

　これらを雨にたとえると，空から降る水の量が「ベクレル」，人に当たる水の量が「グレイ」，水が当たった影響が「シーベルト」になる．人に当たる水の量（グレイ）が同じでも，「雨」と「あられ」では感じ方が違う．

B 領域固有の事項，測定方法や疫学指標

1. 電離放射線の影響

　少量の放射線では，遺伝子（DNA）の修復機能により回復するが，被曝線量が500ミリシーベルト（mSv）を超えると白血球の減少がみられ，4,000 mSvを全身に浴びると約50％が骨髄障害で死亡する．一方，がんや遺伝的影響などの確率的影響は，少ない線量でも発生する可能性があると考えられている．国際放射線防護委員会（ICRP）の勧告では放射線防護の原則として「正当化」「防護の最適化」「線量限度の適用」の3つが基盤になっている．わが国の法律でも，職業として放射線を扱う人は1年間で50 mSv以下，5年間で100 mSv以下，一般の人は1年間で1 mSv以下と線量限度が定められている．

　日常生活の中でも，宇宙線，地球上の放射性物質，体内で自然発生している放射線などに被曝している．これらバックグラウンド放射線の年間の総線量は1～3 mSvといわれる．さらに，わが国の地理的条件からラドンからの被曝量も大きいことから，健康影響の解析には，過剰リスク（ER）を用いることが多い．過剰リスクは，被曝線量，被曝時年齢，被曝からの経過時間，現在の年齢，性などのさまざまな因子に依存し，リスクの評価は回帰分析法を使って行われる．医療被曝に関しては，2023年，1977～2014年に，ヨーロッパ9ヵ国276施設（n＝658,752）における，頭部CT検査と若年者の悪性脳腫瘍リスクに関連があるとしたEPI-CTの研究成果が公表された（Hauptmann M et al：Brain cancer after radiation exposure from CT examinations of children and young adults：results from the EPI-CT cohort study. Lancet Oncol **24**：45-53, 2023）．わが国においても放射線科情報システム（RIS）や医療用画像管理システム（PACS）などの被曝管理システムが整備され，個人の累積被ばく量を疫学研究に活用できるようになることが期待される．

2. 電磁界の影響

　携帯電話や，無線LANの急速な普及により，電磁界の健康影響にも関心が集まっている．国際がん研究機関（IARC）による電磁界の発がん性評価および総合的な健康リスク評価が行われ，超低周波電磁界（小児白血病），高周波（無線周波）電磁界（成人脳腫瘍）は「ヒトに対して発がん性があるかもしれない」グループ2Bに分類されている．その後，日本を含む14ヵ国において実施された，国際症例対照研究（MOBI-Kids）では，脳腫瘍と携帯電話の使用（高周波（RF）および超低周波（ELF）電磁界曝露）との関連を示す証拠はないと報告された（Castaño-Vinyals G et al：Wireless phone use in childhood and adolescence and neuroepithelial brain tumours：Results from the international MOBI-Kids study. Environ Int **160**：107069, 2022).

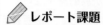 **レポート課題**

1. 電磁界の健康影響について調べてみましょう．
2. 日本人 1 人が自然・人工放射線から受ける年間線量について，海外と比較してみましょう．

15章-9　小児保健の疫学

学修のポイント

- ●合計特殊出生率は，1人の女性が生涯に産む平均の子どもの数である．
- ●死産は，妊娠12週以後の死児の出産，早期新生児死亡は生後1週未満の死亡である．
- ●身長・体重などの発育は，身体発育値および身体発育曲線を用いて評価を行う．
- ●発達障害の検査として，ADHD-rating scale，PARS-TRなどが用いられる．

A　概　要

　小児保健の対象範囲は，一般的に出生から，小児科での診療年齢の目安である15歳まで，または成人になるまでの18歳未満，もしくは20歳未満である．また，広く母子保健，親子保健と考えると，妊娠出産可能な年齢まで，また胎児期なども含まれる．さらに，学校保健としては，小学校から大学まで，場合により幼稚園から大学院までの児童・生徒・学生等と教職員が含まれる．

　小児保健の特徴として，成人と同様の死亡，罹患に加えて，出生も重要な点がある．また，小児は，発育・発達していくため，月齢・年齢を踏まえながら評価する必要があり，またそれを踏まえて適する測定方法や指標を選択する必要がある．

B　領域固有の事項，測定方法や疫学指標

1.（期間）合計特殊出生率

　ある期間（通常は1年間）の出生状況に着目して，その年における各年齢層（15～49歳）の女性の出生率を合計したもの（表1）．

$$= \left[\frac{母の年齢15歳の出生数}{15歳女性人口} + \frac{母の年齢16歳の出生数}{16歳女性人口} + \cdots + \frac{母の年齢49歳の出生数}{49歳女性人口} \right]$$

表1　計算：令和4年（2022年）年齢階級別出生率（5歳ごと）と合計値

母年齢階級	15～19	20～24	25～29	30～34	35～39	40～44	45～49
出生率	0.0085	0.0921	0.3483	0.4706	0.2722	0.0629	0.0019
合　計	1.2565≒1.26						

（厚生労働省：令和4年（2022）人口動態統計月報年計（概数）の概況より作成）

2.死亡の指標

　小児の死亡について，以下の指標がある（図1）．

　早期新生児死亡率，新生児死亡率，乳児死亡率，5歳未満死亡率は，一般的に出生1,000対で表される．一方で，死産率，周産期死亡率は，出産1,000対である．ある1年間の死亡数と，出生数などから計算されるため，死亡した児は，それより前の年に出生した児が含まれる．たとえば

再生産率

　将来の人口が増えるか，減るかの予測に，再生産率が用いられる.
　合計特殊出生率（粗再生産率）は，1人の女性が生涯に産む平均の子どもの数である．2.1より低くなると将来の人口が減少する.
　総再生産率は，1人の女性が生涯に産む平均の女児の数である.
　純再生産率は，1人の女性が生涯に産む平均の女児の数について，さらに母親の年齢になるまで生存している人数である.

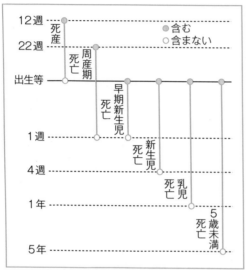

図1　小児等の死亡の指標

　1966年の「ひのえうま」の年には，出生数が前年より急に減少したため，乳児死亡率が増加した．5歳未満死亡率は，SDGs（持続可能な開発目標）の指標にもなっている.

$$死産率 = \frac{妊娠満12週以後の死児の出産数}{出産数（出生数＋死産数）} \times 1,000$$

$$周産期死亡率 = \frac{妊娠満22週以後の死産数＋早期新生児死亡数}{出生数＋妊娠満22週以後の死産数} \times 1,000$$

$$早期新生児死亡率 = \frac{生後1週間未満の死亡数}{出生数} \times 1,000$$

$$新生児死亡率 = \frac{生後4週未満の死亡数}{出生数} \times 1,000$$

$$乳児死亡率 = \frac{生後1年未満の死亡数}{出生数} \times 1,000$$

$$5歳未満死亡率 = \frac{5歳未満の死亡数}{出生数} \times 1,000$$

3. 発育の評価

　発育の状況について，日本では，おおむね 10 年ごとに行われている乳幼児身体発育調査によって，身長・体重などについて，性別と月齢・年齢別の中央値やパーセンタイル値の身体発育値および身体発育曲線を用いて評価を行う．身体発育曲線は，母子健康手帳にも掲載されている．

　国際的には，世界保健機関（WHO）が Multicentre Growth Reference Study（MGRS）により作成した International Growth Reference や，アメリカ疾病予防対策センター（CDC）が作成した Growth Charts などがある．

4. 発達障害の代表的検査

a. ADHD 診断目的：ADHD-rating scale Ⅳ日本語版など

● ADHD-rating scale（RS）Ⅳ日本語版

　ADHD のスクリーニング，診断，治療経過の評価に使用されるスケールである．この尺度は 18 項目の質問から構成され，「（RS）ない」から「非常にしばしばある」の 4 件法で評価される．年齢別，性別のカットオフ値が用いられている．

b. ASD 診断目的：PARS-TR（親面接式自閉スペクトラム症評定尺度 テキスト改訂版，対象 3 歳以上），AQ 日本語版（自閉症スペクトラム指数，対象 6 歳以上）など

● PARS-TR（Parent-interview ASD rating scale text revision）

　ASD の発達，行動症状について母親（あるいは他の養育者）に面接し，その症状の有無と程度を評価する．年齢別に質問は異なり，57 項目の質問で構成される．

5. 知能検査の代表的検査

a. WISC-V（対象 5〜16 歳）など

● WISC-V（Wechsler intelligence scale for children）

　WISC-V は 4 つの下位尺度（言語理解，知覚推理，ワーキングメモリー，処理速度）から構成される．発達障害があると下位尺度の得点のばらつきが大きい（例：ワーキングメモリーのみ極端に低いなど）．WISC-V は日常生活の不具合のアセスメントに役立つため，近年検査の頻度が増加している．

 レポート課題

1. 出生率（数）の将来推計をしたい場合，どのような調査をするとよいでしょうか．
2. 発達障害が増えていくかどうかを知りたい場合，どのように調査するとよいでしょうか．

15章-10 歯科保健の疫学

学修のポイント

- う蝕，歯周病（歯肉炎と歯周炎），口腔清掃状態，歯のフッ素症，不正咬合などの口腔状態を定量的に評価するための指標がある．
- 口腔診査では，診査者間変動と診査者内変動を最小限に抑えるため，診査者の訓練と臨床判断の標準化（キャリブレーション）が必要である．
- 世界保健機関（WHO）が推奨する口腔診査法は，集団の口腔保健状態の評価に有用であり，蓄積された各国のデータから国際的な比較が可能となる．

A 概 要

　歯・口腔には，食べる機能や，会話をしてコミュニケーションを取る機能などがある．食物を摂取し，栄養素を吸収するための，消化器の最初の臓器である．歯で食物を咬み，飲み込む（嚥下）という動作が行われる．会話においては，発音に関わるとともに，表情を作る．歯・口腔の疾患は，糖尿病，誤嚥性肺炎，動脈硬化，低栄養，フレイルなど全身の健康にも影響する．

　歯科の二大疾患は歯周病，う蝕である．これらは慢性疾患であり，自然治癒することは少なく，う蝕では治療の痕跡も残るため，適切に診査することで疾病頻度を把握できる．

B 領域固有の事項，測定方法や疫学指標

1. う蝕の指標（DMFT 指数，DMFS 指数，DMF 歯率）

　永久歯に対して大文字D，M，Fを用いる．Dは decayed teeth の略で未処置のう蝕永久歯，Mは missing teeth の略でう蝕による喪失永久歯，Fは filled teeth の略でう蝕が原因で処置された永久歯を指す．Tは tooth，Sは surface（歯面）の略である．

　DMFT指数（1人平均う蝕歯数）はDMF歯の合計を総被験者数で割って算出する．DMFS指数（1人平均う蝕歯面数）はDMF歯面の合計を総被験者数で割って算出する．DMF歯率はDMF歯の合計を総被検歯数で割って百分率で示す．永久歯と乳歯を区別して，乳歯には小文字d，m，fを用いる．

2. 歯周病の指標（CPI）

　地域歯周疾患指数（community periodontal index：CPI）はWHOが推奨する評価指標である．WHO指定のCPIプローブを用い，プロービング圧は20gを超えないようにして歯周ポケットの深さを計測する．2013年改定後のCPIでは現在歯すべてを診査対象とし，歯肉出血と歯周ポケットの深さにより歯周病を評価する．

3. 口腔清掃状態の指標 (OHI, OHI-S, PCR)

oral hygiene index (OHI) は現在歯すべてを診査対象とし，上下顎を 6 つのブロックに区分し，歯面への歯垢と歯石の付着状態を数量化する指標である．oral hygiene index-simplified (OHI-S) は OHI を簡略化したもので，特定の 6 歯面の評価を行う．plaque control record (PCR) では現在歯すべてを診査対象とし，歯垢染色剤を使って歯頸部の歯垢の付着の有無を歯面別に評価する．歯垢が染まった部位を患者にみせることができるため，口腔保健指導での有用性が高い．

4. 不正咬合の指標 (DAI)

dental aesthetic index (DAI) は世界保健機関 (World Health Organization：WHO) が不正咬合の診査基準として採用した指標である．診査項目は，切歯・犬歯・小臼歯の欠損歯数，切歯部の叢生と空隙，上顎の正中離開，上顎・下顎各前歯部の最大偏位，上顎・下顎各前歯部のオーバージェット，前歯部の開咬，上下顎第一大臼歯咬合の近遠心関係である．

5. その他

高齢者の疫学調査では口腔機能を総合的に評価する．高齢者の生活機能低下を確認する基本チェックリスト (厚生労働省) に咀嚼，嚥下，口腔乾燥の質問が含まれている．嚥下スクリーニング検査には EAT-10 (10 項目) や聖隷式嚥下質問紙 (15 項目) がある．口腔に関連した包括的な QOL 尺度として，general oral health assessment index (GOHAI)(12 項目) がある．これらの質問紙は信頼性と妥当性が検証されているため，疫学調査で利用しやすい．口腔機能低下症には，う蝕，歯周病，義歯不適合だけではなく，生活習慣病や低栄養，多剤服用の影響も関連するため，内科問診や服薬の情報収集も必要となる．口腔機能低下症の診断には，口腔衛生状態不良，口腔乾燥，咬合力低下，舌口唇運動機能低下，低舌圧，咀嚼機能低下，嚥下機能低下を評価する検査を行う．

C 疫学研究事例

例) 喫煙と歯周炎との関連

【論文】Eke PI et al：Recent epidemiologic trends in periodontitis in the USA. Periodontol 2000
　　　　82：257-267, 2020

概　要：米国の全国健康栄養調査 (2009～2014 年) の結果から，30～79 歳の成人 10,683 名において，喫煙者群では非喫煙者群と過去喫煙者群に比べ，重度歯周炎と非重度歯周炎のいずれの有病率も高いことが示された．喫煙状況と歯周炎有病率との間に量-反応関係がみられる (図 1)．

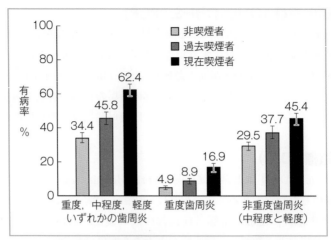

図1 **喫煙状況（非喫煙/過去喫煙/現在喫煙）と歯周炎有病率との関連（エラーバーは標準誤差）**
（Eke PI et al：Recent epidemiologic trends in periodontitis in the USA. Periodontol 2000 **82**：257-267, 2020 より引用）

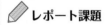 **レポート課題**

1. 歯周病と糖尿病との関連についての疫学研究を調べてみましょう.

15章-11　睡眠・休養

学修のポイント

- ●睡眠には量的側面と質的側面があり，量の不足や質の低下によって健康上の問題や生活への支障が生じる．
- ●睡眠の評価には，客観的評価（睡眠ポリグラフ検査，アクチグラフ検査など）と主観的評価（ピッツバーグ睡眠質問票，アテネ不眠尺度など）がある．

A　概　要

　睡眠は生命維持に不可欠な生理現象である．睡眠には心身の疲労を回復する働きがあり，量の不足や質の低下によって健康上の問題や生活への支障が生じる．短い睡眠時間や不眠が，肥満，高血圧，耐糖能障害，循環器疾患発症の危険性を高めることが報告されている．また，睡眠による休養感の欠如がこころの病気に，睡眠不足による日中の眠気が事故につながることが明らかになっている．

　睡眠の量の評価に利用される睡眠時間長であるが，その主観的評価による「自覚的睡眠時間」と，「睡眠ポリグラフ検査」などで計測した客観的評価による睡眠時間はしばしば乖離することが報告されている．また，「睡眠ポリグラフ検査」で算出される睡眠変数は睡眠の質の客観的評価にも用いられる．睡眠の質の主観的評価には自記式質問票が広く利用されているが，熟眠感や休養感などが測定されることもある．現在，睡眠の測定・評価に用いる尺度や質問票は数多く開発されつつある．以下に，代表的な評価方法を紹介する．

B　領域固有の事項，測定方法や疫学指標

1. 客観的方法

a. 睡眠ポリグラフ検査（PSG）

　睡眠ポリグラフ検査（polysomnography：PSG）では，脳波，眼電図，筋電図，気流，呼吸運動，酸素飽和度，心電図，下肢筋電図などを終夜にわたり同時に記録する．経時的な脳波変化と眼電図および筋電図の特徴から睡眠段階が判断される．また，記録されたデータから睡眠の量や質を数値化した睡眠変数［総睡眠時間，睡眠（入眠）潜時，睡眠効率，睡眠段階出現時間・率，入眠後覚醒出現時間・率，覚醒回数など］が算出される．

　図1に一晩の睡眠の経過と時間経過に関するデータを示す．横軸は消灯時から点灯時までの時間経過，縦軸はアメリカ睡眠医学会（American Academy of Sleep Medicine：AASM）で用いられている睡眠ステージ（段階）を示す．Wは覚醒，Rはレム睡眠，N1〜N3はノンレム睡眠のステージを表している．

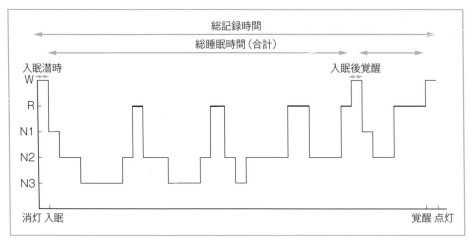

図1　睡眠経過図と睡眠データ

b. アクチグラフ検査

　アクチグラフ検査（actigraphy）では，アクチグラフと呼ばれる小型の高感度加速度センサーを腕または腰に装着し，数日〜1ヵ月程度の活動量を記録する．記録された活動量から判別アルゴリズムの計算式を用いて単位時間ごとの睡眠・覚醒を判別する．

　アクチグラフ検査は，PSG検査のように睡眠段階の判定を行うことはできないが，全睡眠時間や睡眠効率などのいくつかの睡眠変数，日中の居眠りや活動量，1日の生活リズムを客観的に把握することが可能である．さらに精度を高めるために，睡眠日誌や睡眠表（就寝や起床，中途覚醒の時刻や長さを自記式で記録）を併用することが推奨されている．アクチグラフによる活動量測定は被験者に負担が少なく，長期間にわたる記録が可能である．

　近年，睡眠をモニタリングするスマートフォンのアプリケーションやウェアラブルデバイスが急速に普及し，アクチグラフ検査に準じた睡眠の把握が手軽に行われるようになっている．それらの多くは広範囲の一般ユーザー向けに開発されている．現時点では妥当性が厳密に検証され，かつ信頼性が担保されているもの少ない．また，検証研究の対象者が健康な成人に限られていることも多く，研究に使用する際には注意が必要である．

2. 主観的方法

a. ピッツバーグ睡眠質問票（PSQI）

　ピッツバーグ睡眠質問票（Pittsburgh Sleep Quality Index：PSQI）は睡眠・不眠に関する標準化された自記式質問紙で，Buysse DJ らによって開発された．不眠の症状に加え，睡眠の質，日中の機能障害，服薬状況など多様な睡眠障害を網羅的に評価することができ，国内外の数多くの疫学研究・臨床研究，睡眠障害のスクリーニング，治療効果の評価で使用されている．睡眠障害国際分類（ICSD-3）の診断基準にも対応している．

　18の質問項目は，睡眠の質，睡眠時間，入眠時間，睡眠効率，睡眠困難，睡眠薬使用，日中の眠気などによる日常生活への支障といった7つの要素から構成され，各構成要素の得点（0〜3点）を合計して総得点（0〜21点）を算出する．得点が高いほど重症であると判定する．問題があるとされるカットオフポイントは6点である．

b. アテネ不眠尺度（AIS）

　アテネ不眠尺度（Athens Insomnia Scale：AIS）は，不眠による睡眠問題を定量化するために Soldatos CR らによって開発された自記式質問紙であり，ICD-10 の診断基準に基づいている．この尺度は，不眠の症状を評価する前半の 5 項目（寝付き，夜間中途覚醒，早朝覚醒，総睡眠時間，全体的な睡眠の質）と，日中の機能状態を評価する後半の 3 項目（日中の気分，日中の身体的および精神的な活動，日中の眠気）の計 8 項目から構成されている．各項目は，過去 1 ヵ月間に週 3 回以上の症状や経験を有したものについて，0〜3 点のリッカートスケール（Likert scale）で測定される．得点が高いほど重症であると判定する．合計総得点は 0〜24 点の範囲となり，不眠症とされるカットオフポイントは 6 点である．

 レポート課題

1. 国が実施する統計調査のうち，どの調査がどのように睡眠を調査しているか調べてみましょう．
2. 紹介した方法以外の睡眠の測定・評価方法を調べてみましょう．

15章-12 メンタルヘルス

学修のポイント

- アウトカムとしてうつ病，双極性障害などの疾患自体を扱う場合や，職務満足，プレゼンティーイズムなどの指標が用いられる場合があり，測定方法も医師の診断，構造化面接，自記式調査票などが研究の場面に応じて用いられる．
- 曝露としては産業疫学領域で職業ストレスモデルによる自記式調査票や，過重労働や休日が少ないことといったストレッサーの評価がされ，一般住民向けにはライフイベントなどが評価されている．

A 概要

　アウトカムとして精神疾患を扱う場合，ゴールドスタンダード（もっとも正確度の高い診断方法）は統一した診断基準に基づく医師の診断であるが，疫学研究として評価を行う場合は構造化面接や自記式質問票が使用されており，研究目的とデザイン，利用可能な資源，対象人数などによりそれらが使い分けられている．

　曝露としては，産業疫学領域の職業ストレス評価や，一般住民を対象とするものでは，社会的再適応評価尺度が用いられている．

B 領域固有の事項，測定方法や疫学指標

1. アウトカム評価

　不安，うつ病，不眠症，双極性障害，統合失調症，発達障害，バーンアウト［国際疾病分類（International Statistical Classification of Diseases and Related Health Problems：ICD）では ICD-11 から新規に病名として追加］といった ICD や，精神障害/疾患の分類と診断の手引（Diagnostic and Statistical Manual of Mental Disorders：DSM）による診断基準がある．

　診療記録を確認して「医師の診断による」といった定義で用いられる場合があるが，通常診療による診断名は妥当性や信頼性の問題があり，可能な場合は診断基準を統一して構造化面接を行う．

　うつ病に関して日本語版が使用可能な構造化面接として，Mini-International Neuropsychiatric Interview（MINI），HAM-D 構造化面接 SIGH-D があげられる（診療外であれば医師以外も実施可能）．

　疫学研究において，大人数にも実施しやすいものとして自記式調査票が用いられており，不安，うつ病，不眠症，バーンアウト，心的外傷後ストレス障害（post-traumatic stress disorder：PTSD），発達障害といった診断名のあるアウトカムや，産業疫学ではプレゼンティーイズム，職務満足感（緩衝要因としても用いられる），離職などもアウトカムとして用いられる．

　表1に日本語版が利用可能なアウトカム評価の自記式質問票の例を示す．統合失調症，躁状態などでは客観的な自己評価ができないため自記式調査は適さず，うつ病でも重度になれば自記式調

表1 メンタルヘルスのアウトカムに関する自記式質問票の例

質問票	アウトカム	質問項目数
PHQ-9 (Patient Health Questionnaire-9)	うつ病	9
CES-D (Center for Epidemiologic Studies Depression scale)	うつ病	20
K6 (Kessler psychological distress scale)	うつ病・不安障害	6
GDS-15 (Geriatric Depression Scale-15)	老年期うつ病	15
エジンバラ産後うつ病自己調査票 (Edinburgh postnatal depression scale)	産後うつ病	10
ピッツバーグ睡眠質問票 (Pittsburgh Sleep Quality Index：PSQI)	不眠症	18
アテネ不眠尺度 (Athens insomnia scale)	不眠症	8
MBI-GS (Maslach Burnout Inventory-General Survey)	バーンアウト	16
改訂出来事インパクト尺度 (IES-R)	PTSD	22
Stanford Presenteeism Scale (SPS)	プレセンティーイズム	10
自閉症スペクトラム指数 (Autism-Spectrum Quotient：AQ) 日本語版	自閉症スペクトラム	50

※実際に使用する場合は，使用条件，使用許諾の必要性や使用料を確認する必要がある．

査自体実行できないといった限界がある．

2. 曝露評価

　産業疫学領域では職業ストレスの評価として，要求度-コントロールモデル，努力-報酬不均衡モデル，NIOSH 職業ストレスモデルなどが日本語版の自記式調査票として用いられており，そのほか日本で開発されストレスチェック制度でも用いられている「職業ストレス簡易調査票」が疫学研究でも用いられている．交代勤務，過重労働や休日が少ないことなどもストレッサーとして，上司や同僚，家族・友人のサポートや職務満足感，家庭の満足度が保護的要因として，メンタルヘルス研究の曝露評価としてよく用いられる．

　一般住民向けに一般的なストレスレベルを自記式調査票で測定するのはむずかしいため，確立した自記式調査票はなく，社会的再適応評価尺度 (social readjustment rating scale) によるライフイベントがストレス要因として，ソーシャルサポートが緩衝要因として，首尾一貫感覚 (sense of coherence：SOC) がストレス対処能力として評価されている．ストレスの曝露評価における自記式調査票の例を表2に示す．

　そのほか，ストレスマーカーの測定として，唾液中のアミラーゼやコルチゾール値の評価，心電図による心拍変動，脳機能の測定として機能的磁気共鳴画像法 (functional magnetic resonance imaging：fMRI) や近赤外線分光法 (near-infrared spectroscopy：NIRS) が研究利用されている．また，スマートフォンを利用したストレスチェック (心拍変動や睡眠などを指標) やストレスマネジメントも試みられている．

表2　ストレス評価のための自記式質問票の例

質問票	質問内容など
要求度-コントロール-サポートモデル	・仕事の要求度（仕事量や責任など）と仕事のコントロール（裁量権）のバランスによる評価 ・要求度が高く，コントロールが低いと高ストレス ・上司や同僚からのサポートが緩衝要因
努力-報酬不均衡モデル	・仕事の努力（要求度，責任，負担）と報酬（金銭，心理的，キャリア）のバランスによる評価 ・努力が高く，報酬が低いと高ストレス ・修飾要因として「オーバーコミットメント（仕事に過度に傾注する個人の態度や行動パターン）」を評価
NIOSH 職業性ストレス調査票	・以下の尺度を測定し，ストレス反応としてアウトカムも含まれる ・ストレッサー（仕事のコントロール，量的労働負荷，労働負荷の変動，技能の低活用，ほか） ・仕事外要因（仕事外の活動） ・ストレス反応（職務満足感，抑うつ） ・個人要因（自尊心） ・緩衝要因（上司，同僚，家族・友人からの社会的支援）
職業ストレス簡易調査票	以下の尺度を測定し，ストレス反応としてアウトカムも含まれる ・仕事のストレス要因（心理的な仕事の量的負担，心理的な仕事の質的負担），身体的負担，コントロール，技術の活用，対人関係，職場環境，仕事の適性度，働きがい） ・ストレス反応（心理的ストレス反応—活気，いらいら感，疲労感，不安感，抑うつ感，身体的ストレス反応—身体愁訴） ・修飾要因（上司，同僚，および配偶者・家族・友人からのサポート，仕事・家庭生活に対する満足度）
社会的再適応評価尺度	・個人が感じるストレスの程度を結婚＝50点と基準する ・0〜100点の間で生活上の出来事の強度を自己評点化（結婚は50点とする） ・各項目の平均点をライフイベント得点とする

※実際に使用する場合は，使用条件，使用許諾の必要性や使用料を確認する必要がある．

 レポート課題

1. PHQ-9 日本語版や職業ストレス簡易調査票など自記式調査票から興味のあるものをダウンロードして，実際に回答し採点してみましょう．

15章-13 嗜癖・依存

学修のポイント

- 依存や行動嗜癖を引き起こす物質や行為は，広く一般に使用，実施されている．
- 物質使用や行動嗜癖の疫学調査では，生涯経験，使用や行為の頻度や量を把握する．
- 行動嗜癖のスクリーニングテストは開発途上である．

A 概要

依存や行動嗜癖を引き起こす物質や行為は，広く一般に使用，実施されている．その物質の使用や行為を制御できなくなり，弊害が起こっても物質の使用や行為を止められなくなると，物質依存，嗜癖行動症の状態である．これは，物質や行為により脳の報酬系が活性化されることで起こる．

2019年に承認された国際疾病分類第11版（International Classification of Diseases 11 th revision：ICD-11）では，物質使用症群および嗜癖行動症群として，物質使用症群にはアルコール，タバコ，薬物などが，嗜癖行動症群にはギャンブル行動症とゲーム行動症が分類されている．以下，ICD-11の用語で示す．

B 領域固有の事項，測定方法や疫学指標

物質使用や行動嗜癖の疫学調査では，生涯経験，使用や行為の頻度や量を把握する．アルコールやタバコ使用は，生活習慣病［非感染性疾患（non-communicable disease：NCDs）］の危険因子として「健康日本21（第三次）」の数値目標に含まれている．

1. アルコール使用症

アルコール使用は酒の種類と量から純アルコール摂取量を計算する（表1）．健康日本21（第三次）で使われている「生活習慣病（NCDs）のリスクを高める量の飲酒」，およびそのほかの飲酒の指標を表2に示す．短時間に大量に飲酒する「一時多量飲酒」（Heavy Episodic Drinking）や「ビン

表1 飲酒量の表しかた

飲酒量	定義
純アルコール量（g）	酒の量（mL）×アルコール度数または%/100×0.8 例）アルコール度数（5%）のビール500 mLに含まれる純アルコール量（g）は， 500（mL）×5（%）/100×0.8＝20（g）
基準飲酒量（ドリンク）	国によって基準飲酒量（standard drink）が異なる． 例）アメリカ 　　　1ドリンク＝純アルコール14 g 　　イギリス 　　　1ドリンク＝純アルコール　8 g 　　オーストラリア　1ドリンク＝純アルコール10 g

表2　飲酒の指標

	定義（定義した機関）	把握できる調査
生活習慣病（NCDs）のリスクを高める量の飲酒	1日当り純アルコール摂取量が男性40g以上，女性20g以上の飲酒（厚生労働省）	国民健康・栄養調査（厚生労働省）
一時多量飲酒	過去30日間で一度に純アルコール摂取量が60g以上の飲酒（WHO）	「成人の飲酒と生活習慣に関する調査」（厚生労働科学研究，AMED）
ビンジ飲酒	血中アルコール濃度が0.08g/dLに達する飲酒と定義されている．2時間で男性5ドリンク（アメリカでは純アルコール量70g），女性4ドリンク（56g）以上の飲酒が相当（アメリカ国立アルコール乱用・依存症研究所）	日本で全国値は把握されていない

表3　喫煙の指標

	定義（定義した機関）	把握できる調査
成人の喫煙率	タバコ（加熱式タバコ等も含む）を「毎日吸っている」又は「時々吸う日がある」と回答した者	国民健康・栄養調査（厚生労働省）

ジ飲酒」（Binge drinking）も事故や死亡のリスクが高く，指標として重要である．

　アルコール使用障害同定テスト（Alcohol Use Disorders Identification Test：AUDIT）は，減酒支援プログラムのスクリーニングテストとして開発された．AUDITはアルコール摂取の頻度，摂取量に加え，依存症の概念に基づいた合計10の質問からなる（40点満点）．

　「標準的な健診・保健指導プログラム（令和6年度版）」では，7点以下は問題なし，8〜14点は問題飲酒ではあるが，アルコール依存症まではいたっていないとして減酒支援を行い，15点以上はアルコール依存症の可能性ありと判定され，専門医療機関の受診につなげることとなっている．世界保健機関（World Health Organization：WHO）のマニュアルでは，8〜15点に減酒アドバイス，16〜19点に簡易減酒介入，20点以上に専門医への紹介としている．

2. ニコチン使用症

　喫煙は自記式質問票で把握することが多い．健康日本21（第三次）では成人の喫煙率について把握し，目標値を設定している（表3）．そのほかに，ニコチンの代謝物であるコチニン検査，また，呼気一酸化炭素濃度測定などによって把握する場合もある．

　ニコチン使用症は，ファーガストロームのニコチン依存度指数（Fagerstrom Test for Nicotine Dependence：FTND），たばこ依存度スクリーニング（tobacco dependence screener：TDS）などで判定する．FTNDは，6項目（10点満点）からなるテストである．0〜3点が低度，4〜6点が中等度，7〜10点が高度依存と判定する．TDSはICD-10に準拠させ，わが国で開発されたテストで，10項目（10点満点）からなり，5点以上をニコチン依存と判定する．TDSは，禁煙治療保険診療

をする際の判定ツールとなっている．

3. 薬物使用症

　薬物使用は，国立精神・神経医療研究センターの疫学調査から，生涯使用経験や過去 12 ヵ月以内の使用が薬物の種類ごとに把握されている．

　薬物関連問題の重症度を測定する自記式のスクリーニングテストの DAST（Drug Abuse Screening Test）は，薬物の種類，使用期間，使用頻度を問わず使用できる．10，20，28 項目数のバージョンがあるが，DAST-20 日本語版は 20 項目からなり，過去 12 ヵ月における状況を「はい」か「いいえ」で回答する．1～5 点は軽度で簡易的なカウンセリング，6～10 点は中等度で外来治療，11～15 点以上は相当程度，16 点以上は重度で，ともに集中治療が必要となる．

4. ギャンブル行動症

　ギャンブルやゲーム行動は，依存症対策全国センターの疫学調査で生涯経験や過去 12 ヵ月以内の実施などが把握されている．

　ギャンブル行動症について，日本ではサウスオークス・ギャンブリングスクリーン（South Oaks Gambling Screen：SOGS）が用いられることが多い．12 項目（20 点満点）の質問の回答から算出した点数が 5 点以上の場合に，「ギャンブル行動症の疑いあり」とされる．住民対象の疫学調査で用いることを目的に開発されたギャンブル問題重症度インデックス（The problem gambling severity index：PGSI）は，9 項目（27 点満点）からなり，PGSI 8 点以上の場合にギャンブル行動症の疑いありとされる．

5. ゲーム行動症

　世界的にコンセンサスが得られたスクリーニングテストはない．10 問版インターネットゲーム障害テスト（internet gaming disorder test-10 items：IGDT-10）は，ICD-11 の 4 定義，アメリカ精神医学会『精神疾患の診断・統計マニュアル第 5 版』（Diagnostic and Statistical manual of Mental Disorders, 5 th edition：DSM-5）の 9 診断項目を含み，日本語版が開発されている．IGDT-10 は 10 項目（9 点満点）からなり，5 点以上で「ゲーム行動症の疑いあり」とされる．ICD-11 に基づいたゲームズテスト（GAMES test）は日本で開発され，9 項目（10 点満点）で，5 点以上が「ゲーム行動症の疑いあり」とされる．

 レポート課題

1. 飲酒や喫煙の健康影響についての疫学研究論文を PubMed や医学中央雑誌 web 版で検索してみましょう．
2. 調べた疫学研究論文において，どのような飲酒や喫煙の指標が用いられているか調べてみましょう．

15章-14 生活・人生

学修のポイント

- 生活の質（QOL）や生活機能を測定する方法として，複合的な概念を捉えるために，尺度やインデックスなどを用いる方法が使用される．
- 心理状態やQOL評価に対して，血液や脳波などのバイオマーカーを用いる方法や，質問・観察による尺度を用いる方法など，被験者の負担や研究としての妥当性を考慮し，目的や対象に応じた選択が必要である．
- 生活満足度や幸福度，包括的なウェルビーイングなどの心理社会的な状態も広義の心身の健康概念であり，疫学研究のアウトカムとして考えられる．また，曝露変数，中間変数としても想定される．

A 概　要

　人間の生活機能や心理的充足を含む生活の質（quality of life：QOL）の評価は，外部からの観察がむずかしく，客観的な評価には困難が伴う．困難さの一因には，血液検査や画像診断のように，単一の客観的な指標を用いて直接的には可視化しにくいこと，複数の要素から成り立つ複合的な対象を単純化した物差しで測定しようとすることなどにあると考えられる．

　疫学研究において，生活機能や心理状態を客観的に評価する手段の1つとして，妥当性が担保された尺度を使用する方法がある．測定に心理学・社会学・経済学など，他領域で開発・妥当性検証がされた指標を活用する領域横断的なアプローチが多くみられる．また近年は，血液，唾液，脳波などのバイオマーカーによる評価，デジタルバイオマーカーも含む複合的な評価方法を組み合わせる研究なども進められている．心理社会疫学や行動医学などにおいては，1つの概念の測定に複数の質問項目を用いた尺度やインデックスなどが用いられることも多いが，疫学調査における調査時間や被験者負担を考えると，使用がむずかしい場面もある．

B 領域固有の事項，測定方法や疫学指標

1. 生活機能を評価する指標

　「健康とは，身体的，精神的，社会的によい状態であることを意味し，単に疾病がない状態を指すわけではない」とする世界保健機構（WHO）の健康の定義を考えると，疫学研究のアウトカムとして，疾病の発症の有無や死亡などの身体的な健康以外に，生活機能や人生・生活の質を評価することも重要になる．たとえば，生活の満足度や幸福感，うつやストレス状態，さらにウェルビーイングなどの概念も研究の射程に入る．ウェルビーイング（well-being）は，定義や解釈が領域によって異なる側面があり，客観的・主観的両側面で成立しうる．ここでは，心理的安寧や個人・社会の望ましい状態を含めた，身体・心理・社会・精神の良好な状態として記載する．超高齢社会が進行するなか，疾病をもった状態で生きる期間延長の可能性は増し，死亡や疾病の有無を超えた，

生活機能や QOL の評価も重要性が増している．

　たとえば，身体面の機能評価として，日常生活動作（activity of daily living：ADL），基本的日常生活動作（basic activity of daily living：BADL）や手段的日常生活動作（instrumental activity of daily living：IADL）は，高齢者の日常生活機能の自立度を示す指標として使用される．食事・排泄・移動・更衣・整容・入浴など，基本的な日常生活を営むうえで必要な基本的動作を「日常生活動作（ADL）」と呼び，ADL よりも複雑で高次な行為や動作（例：買い物・料理・金銭管理など）を総称して，「手段的日常生活動作（IADL）」と呼ぶ．ADL の評価指標として，バーセルインデックス（Barthel Index：BI）（改訂版）（Wade DT et al, 1992）や機能的自立度評価（Functional Independence Measure：FIM）（Granger CV, 1983）などが，IADL の評価指標として，老研式活動能力指標（古谷野亘，1987）や Lawton MP（1969）らの IADL 尺度などがよく知られている．FIM や改訂版 BI は，リハビリテーション分野などでもよく使用されており，いわゆる"できる"ADL を評価する BI に対して，FIM は現在"している"ADL を評価する指標といえる．質問指標以外に，活動量計や歩数計を含むウェアラブルデバイスや，モーションキャプチャによる評価など，多様な測定方法が可能ではあるが，妥当性・信頼性の検討など目的に合わせた慎重な選択が必要である．認知面の機能評価としては，MMSE（Mini Mental State Examination, 1975），MoCA（Montreal Cognitive Assessment, 1996），Mini-Cog，ADAS-Cog（Alzheimer's Disease Assessment Scale-Cognitive Subscale, 1984），長谷川式活動能力指標（1974）などが用いられる．それぞれに，軽度認知障害（MCI）の検出やアルツハイマー Alzheimer 型認知症の進行の評価など，測定評価の特性やターゲットがあり，目的や対象に応じて選択する必要がある．

2. 生活の質を評価する指標

a. QOL

　QOL の評価尺度には，身体的な健康状態に心理的・精神的な健康状態を含んだ包括的な尺度と，疾病や治療に特異的な健康関連 QOL の評価を行うための尺度などがある．たとえば，SF-36®（MOS Short-Form 36-Item Health Survey, 1993）は，未病者を含めた包括的な健康関連 QOL 評価尺度として，身体機能，社会生活機能，日常役割機能（身体・精神），心の健康，体の痛み，全体的健康観，活力の 8 領域を構成概念とする．SF-36® は，1980 年代に医療評価研究（Medical Outcome Study：MOS）の一部として開発され，現在世界 30 ヵ国以上で妥当性検討が行われ，国際比較も可能である．SF-12® は「身体的健康」（PCS）と「精神的健康」（MCS）の 12 項目で心身の健康度を算出する．包括的な QOL 尺度として，EuroQoL（EQ-5D）（1990），WHO QOL26 尺度（1995）など，日本語版の妥当性が確認された指標も多い．そのほかに，MQoL-HIV など特定の疾病や対象者に関連する QOL 尺度についても，多くの指標が開発されている．

b. 生活満足度・幸福度・ウェルビーイング

　主観的な充足感や幸福感を測る伝統的な指標には，PGC モラルスケール（Philadelphia Geriatric Center Morale Scale）など，高齢者を対象に開発が進んできたものも多い．たとえば QOL に関する満足度指標では，Neugarten BL（1961）らが最初に開発した生活満足度尺度（LSI-A, B, K, Z など）や，Diener E（1985）らが開発した Satisfaction with Life Scale（SWLS）がある．幸福度やウェルビーイングの評価方法は多様で，人生全体への総合的な満足度を単一項目で，10 段階や梯子図

などで評価する方法もある．Lyff C（2005）による Psychological Well-Being Scale では，6 領域（self-acceptance, personal growth, purpose in life, environmental mastery, autonomy, positive relations with other）を設定し，42（54 or 84）項目の総合点で評価する．これらの尺度は，複合的に個人の主観的幸福度を評価できるが，項目数の多い心理的尺度の使用は，被験者の時間的負担も大きく，従来の大規模なコホート研究などでは使用がむずかしい場面も多い．疫学研究では，対象者の負担や侵襲性を軽減するために，簡便で確実な方法を選択する必要があり，正確な調査のために回答率の担保やなるべくバイアスを抑えられる方法の検討も重要である．

 レポート課題

1. QOL や機能を評価する疫学研究の質問票をデザインしてみましょう．自分が測定したい事象は，単一の直接的な質問項目や測定器具で正確に測定できるものか，考えてみましょう．
2. 自分の測りたい概念の測定のために，使用できる尺度やインデックスを調べてみましょう．その際に，該当する尺度を使うことで考えらえるバイアスや測定の課題について，まとめてみましょう．

練習問題・想定問題

この項では，2008 〜 2022 年の間の医師，歯科医師，薬剤師，看護師，保健師，管理栄養士の国家試験から，学習に役立つ問題を必要により一部改変し，抜粋して掲載した．解答は p.207 に掲載した．出題領域，試験の回数は南江堂ホームページ (https://www.nankodo.co.jp/) に掲載されている．

[1 章]

1. 19 世紀のロンドンで，激しい下痢を伴う，後にコレラと判明する疾患が大流行した．疫学者の John Snow は水道水との関連を疑い，くわしい調査を行った．調査結果の概要を以下に示す．なお，表中の A，B は異なる水系をもつ供給元である．

供給元	死亡数（人）	人口（人）
A	810	150,000
B	18	24,000

この疾患の死亡に関する A の B に対するリスク比を計算せよ．ただし，小数第 3 位以下の数値が得られた場合には，小数第 3 位を四捨五入すること．

[3 章]

1. 疾病 Y の有病率について，生まれ年が異なる 4 つのコホートを 1965 年度から 2015 年度まで 10 年おきに最大 6 回追跡調査した結果を図に示す．疾患 Y の有病率について正しいのはどれか．

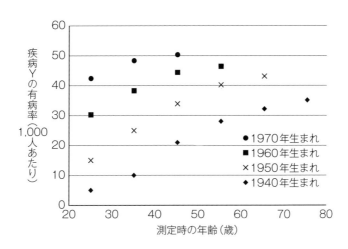

- a 生まれ年によらず加齢とともに有病率は高くなる．
- b 生まれ年によらず加齢と有病率の関係は変わらない．
- c 生まれ年が早いほど同じ測定時年齢でも有病率は高い．
- d 測定した年度ごとに見ると若年者のほうが有病率は低い．
- e 測定した年度によらず測定時年齢と有病率の関係は変わらない．

2. ある一時点での割合を示す指標はどれか.

 a　死亡率
 b　出生率
 c　致命率
 d　有病率
 e　罹患率

3. 調査開始時に肺癌に罹患していなかった 10 万人をその時点の喫煙状況で 2 つのグループに分けた. 調査開始後 5 年間の肺癌罹患の有無を調べた結果を以下に示す.

（単位：人）

調査開始時点の喫煙状況	調査開始時点の人数	調査期間中に肺癌に罹患した人数
喫煙者	40,000	408
非喫煙者	60,000	72
計	100,000	480

喫煙による肺癌罹患のリスク比を求めよ.
ただし，小数点 2 位以下の数値が得られた場合は，小数第 2 位を四捨五入すること.

4. 人口 10 万人当たりの年間の肺がん死亡率が，喫煙者では 100，非喫煙者では 20，集団全体では 50 であった.
人口寄与危険割合はどれか

 1.　30%
 2.　40%
 3.　50%
 4.　60%
 5.　80%

5. 心筋梗塞発症者 100 人と性・年齢をマッチングした心筋梗塞非発症者 100 人の 5 年前の健康診断の結果を調査し，糖尿病の有無を確認した. その結果，心筋梗塞発症者で 20 人，心筋梗塞非発症者で 15 人が糖尿病であった. 糖尿病であることの心筋梗塞症に対するオッズ比を求めよ. ただし，小数点以下第 2 位を四捨五入すること.

6. 人口 12 万人の A 市のある年の死亡者数は 510 名であった. A 市の年齢群別の人口と死亡者数，同じ年の日本全国の年齢群別の人口の概数を示す.

年齢群	A 市		日本
	死亡数	人口	人口
0〜19 歳	20	40,000	20,000,000
20〜64 歳	140	70,000	70,000,000
65 歳以上	350	10,000	30,000,000
合計	510	120,000	120,000,000

表の日本全国の人口を基準人口としたとき，A 市の人口 1,000 人あたりの年齢群で調整した死亡率を直接法で計算せよ.
ただし，小数第 2 位以下の数値が得られた場合は，小数第 2 位を四捨五入すること.

7. A市と基準集団である県全体の50歳以上の男性の大腸癌死亡者数と年齢階級別人口を表に示す.

	A市		県全体（基準集団）	
	大腸癌死亡者数	年齢階級別人口	大腸癌死亡者数	年齢階級別人口
50歳～59歳	13	32,000	100	400,000
60歳～69歳	16	20,000	180	300,000
70歳以上	31	14,000	500	250,000

A市のこの年齢層における標準化死亡比（SMR）を求めよ.

ただし，基準を1とし，小数点以下第3位を四捨五入すること

[4章]

1. 以下の疫学調査に関する記述のうち，正しいのはどれか. 2つ選べ.

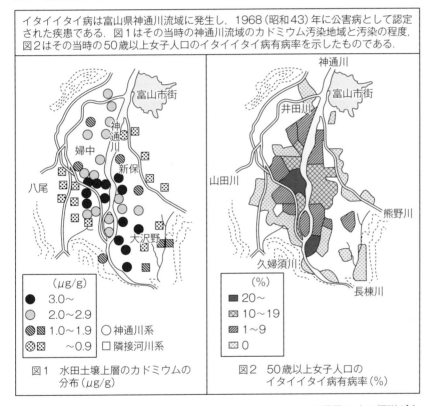

イタイイタイ病は富山県神通川流域に発生し，1968（昭和43）年に公害病として認定された疾患である. 図1はその当時の神通川流域のカドミウム汚染地域と汚染の程度，図2はその当時の50歳以上女子人口のイタイイタイ病有病率を示したものである.

図1　水田土壌上層のカドミウムの分布（μg/g）

図2　50歳以上女子人口のイタイイタイ病有病率（%）

1. 患者発生地域と汚染地域が一致するために，カドミウムを原因とする仮説が立つ.
2. この調査は，介入研究である.
3. この調査は，症例対照研究である.
4. この調査では，交絡因子に関する情報は得られない.
5. この結果からオッズ比を求めることができる.

2. ある年度の都道府県別のフッ化物洗口事業実施率と学校保健統計調査による12歳児DMFTとの関連性を調べた.
　この研究方法はどれか. 1つ選べ.
　a　介入研究
　b　症例対照研究
　c　生態学的研究
　d　前向きコホート研究
　e　後向きコホート研究

3. 生態学的研究によって, 世界各国の1人当たりの食塩摂取量と高血圧症有病率との関連の程度を評価するために計算するのはどれか.
　1. 寄与危険
　2. 変動係数
　3. 相対危険
　4. 相対頻度
　5. 相関係数

4. ある疾患に関して, 横断研究に基づき算出できる疫学指標である. 正しいのはどれか. 1つ選べ.
　1. 危険因子の寄与危険
　2. 致命率
　3. 罹患率
　4. 有病率
　5. 危険因子の相対危険

5. ある集団を対象に生活習慣と癌の罹患状況をある一時点で同時に調査し, 喫煙者では喉頭癌の有病率が高いという結果を得た. [　　] に入れるべき語句の正しい組合せはどれか. 1つ選べ.

　この研究は [　a　] であり, その結果からは, [　b　].
　　a　　　　　　　　　　b
　1. 横断的研究　　　　　喫煙は喉頭癌の危険因子であることがわかる
　2. 横断的研究　　　　　喉頭癌患者は喫煙を好むことがわかる
　3. 横断的研究　　　　　喫煙と喉頭癌の因果関係は不明である
　4. 縦断的研究　　　　　喫煙は喉頭癌の危険因子であることがわかる
　5. 縦断的研究　　　　　喉頭癌患者は喫煙を好むことがわかる
　6. 縦断的研究　　　　　喫煙と喉頭癌の因果関係は不明である

6. 症例対照研究について正しいのはどれか.
　a　結果が出るまでの観察期間が長期にわたる.
　b　症例群と対照群とに無作為に割り付ける.
　c　症例群と対照群との情報を収集する.
　d　交絡因子の影響を受けない.
　e　寄与危険度を計算できる.

7. 症例対照研究における交絡因子の制御方法はどれか.
　a　無作為化
　b　マッチング
　c　単変量解析
　d　ブラインド法
　e　対象者数の増加

8. コホート調査はどれか.
  1. 都道府県別に肝臓癌の死亡率を調べて比較した.
  2. 胃癌患者群と胃潰瘍患者群との飲酒習慣を比較した.
  3. 喫煙習慣のある集団とない集団との脳卒中発生状況を経年的に追跡した.
  4. 1人当たりの牛乳消費量と大腿骨頸部骨折発生率との国際比較を行った.

9. コホート研究について正しいのはどれか.
  a 要因の有無によって2群に分けて追跡する.
  b 過去から現在への追跡は含めない.
  c まれな疾患の研究に適している.
  d 介入群と非介入群とを設定する.
  e 相対危険度は計算できない.

10. ランダム化比較試験 (RCT) について正しいのはどれか.
  a 内的妥当性が高い.
  b 二重盲検を要件とする.
  c 第1相臨床試験で用いられる.
  d メタアナリシスの一種である.
  e 観察研究に比べて交絡因子の影響が大きい.

11. RCT においてランダム割付を実施する目的はどれか.
  a 治療中断の防止
  b 偶然誤差の制御
  c 治療内容の盲検化
  d 比較群間の均質性の向上
  e 患者の試験への参加率の上昇

12. 健康診断で血圧が 140/90 mmHg 以上であった者を対象に, 前後比較デザインで運動療法の効果を検討したい. 平均への回帰を避けるための対策はどれか.
  a 交絡要因を調整する
  b 対象者を無作為に選ぶ
  c 血圧測定を標準化する
  d P値を厳しく設定する
  e 介入前にもう一度血圧を測定する

13. RCT と比較した場合に, 非ランダム化比較試験の特徴としてあてはまるのはどれか.
  a 偶然誤差が大きい
  b 倫理的問題が多い
  c 情報バイアスが大きい
  d 交絡に注意が必要である
  e 事前にサンプルサイズを計算する必要がない

[5章]

1. メタアナリシスについて正しいのはどれか.
  a 異なる指標を統合することができる.
  b 指標を統合することで標準誤差は大きくなる.
  c 研究から抽出した指標を用いて統合指標を算出する.
  d できるだけ多くの研究を選択して出版バイアスを防止する.
  e 対象者をプールすることでデータを統合して再解析する研究である.

2. ある研究結果の表を示す．この研究方法はどれか．

研究名	治療① 発症数／症例数	治療② 発症数／症例数		各研究の重み	オッズ比 [95% 信頼区間]
A	1/144	7/147		26.6%	0.15 [0.02, 1.17]
B	1/161	5/158		19.4%	0.20 [0.02, 1.66]
C	0/114	2/118		9.4%	0.21 [0.01, 4.26]
D	7/72	12/77		44.6%	0.62 [0.26, 1.50]
Total	491	500		100.0%	0.37 [0.18, 0.76]

0.01 0.1　1　10 100
治療①が優れる　　治療②が優れる

　　a　横断研究
　　b　コホート研究
　　c　症例対照研究
　　d　症例集積研究
　　e　メタアナリシス

[6 章]

1. 臨床研究におけるバイアスと交絡について誤っているのはどれか．
　　a　情報バイアスは対象者から情報を得る際に生じる．
　　b　選択バイアスは対象者の選択方法から生じる．
　　c　交絡因子は研究デザインにより調整できる．
　　d　交絡因子は原因と結果の両方に関連する．
　　e　情報バイアスは統計的手法で調整できる．

2. ある疾患のリスクについて遺伝要因と喫煙習慣の交互作用が認められるとき，観察される現象として正しいのはどれか．
　　a　遺伝要因の有無により喫煙習慣に差異がある．
　　b　遺伝要因の有無により喫煙習慣と疾患との関連が異なる．
　　c　遺伝要因を調整すると喫煙習慣と疾患との関連が消失する．
　　d　遺伝要因を調整すると遺伝要因と疾患との関連が消失する．
　　e　遺伝要因によらず禁煙による疾患予防効果が同じ程度みられる．

[7 章]

1. 検査前確率（事前確率）が変わると変化するのはどれか．
　　a　感度
　　b　特異度
　　c　適中度（的中度）
　　d　偽陰性率
　　e　ROC 曲線

2. ある疾患に対する感度 84％, 特異度 96％の検査の陽性尤度比はどれか.

    a   8
    b 16
    c 21
    d 32
    e 40

[8 章]

1. 外来を受診する全身性エリテマトーデス患者を対象に, 診療内容と生活の質 (QOL) の関係を明らか
にするための研究を行いたい. 患者が外来を受診する際, 5 分程度で回答できる無記名アンケートの
実施を考えている. 採血など侵襲のある行為は伴わない. 誤っているのはどれか.

    a 個人情報の保護に注意を払う.
    b ヘルシンキ宣言に則って行う.
    c 患者の診療に関与しない看護師がアンケートを回収する.
    d 所属長の了承を得れば, 倫理審査委員会への申請は不要である.
    e 患者が協力を拒否しても不利益を被ることがないよう配慮する.

2. わが国の一次予防推進の基礎資料となるのはどれか.

    a 患者調査
    b 人口動態調査
    c 国民健康・栄養調査
    d 医師・歯科医師・薬剤師調査
    e 全国在宅障害児・者等実態調査

[10 章]

1. 医学統計で誤っているのはどれか.

    a 率の算出では分子は分母に含まれる.
    b 比の算出では分子と分母とは独立である.
    c 率の算出には時間的な概念が入ることがある.
    d 比の算出には時間的な概念が入ることがある.
    e 率と比は同じ意味で使用できる.

2. 喫煙と乳癌との因果関係をみるために, 250 人の女性乳癌患者と, 年齢をマッチさせた同数の健常女
性とについて喫煙率を調べたところ, それぞれ 20％と 4％でこの差は統計学的に有意であった. し
かし, 乳癌患者群では健常女性群より未婚者の占める割合が有意に高かった.
誤っているのはどれか.

    a この調査法は症例対照研究である.
    b この統計学的検定には χ^2-test が適切である.
    c 喫煙者の乳癌に対するオッズ比は 6 と計算される.
    d 乳癌以外の女性癌患者を対照群とするのがより適切である.
    e 婚姻状態と喫煙との関係を調べ直す必要がある.

[11章]

1. x 歳での生存人数を l_x とし，x 歳以上の定常人口を T_x とした場合，x 歳の平均余命はどれか．

   a $\dfrac{T_0}{l_0}$　　b $\dfrac{T_x}{l_x}$　　c $\dfrac{T_{x+1}}{l_{x+1}}$　　d $\dfrac{T_0}{l_0}-x$　　e $\dfrac{T_x}{l_x}+x$

2. 生命表について正しいのはどれか．
   a 死力は定義上1以下の数値をとる．
   b 平均寿命は実際の人口の年齢構造により変化する．
   c 平均寿命は毎年の死亡者の平均年齢から算出される．
   d 50歳平均余命は50歳の者が生まれて以降の毎年の死亡率を使用する．
   e 50歳死亡率は50歳になった者が51歳になる前に死亡する確率である．

[12章]

1. わが国の一次予防推進の基礎資料となるのはどれか．
   a 患者調査
   b 人口動態調査
   c 国民健康・栄養調査
   d 医師・歯科医師・薬剤師調査
   e 全国在宅障害児者等実態調査

2. 国民生活基礎調査から求められる指標はどれか．2つ選べ．
   a 婚姻率
   b 受療率
   c 罹患率
   d 有訴者率
   e 通院者率

[14章]

1. ヘルシンキ宣言で提唱されたのはどれか
   1. リビングウィル
   2. ヘルスプロモーション
   3. ノーマライゼーション
   4. インフォームド・コンセント

2. 14歳の女子．採血を伴う臨床研究に参加してもらいたい．患者には知的障害や認知機能障害はない．誤っているのはどれか．
   a 患者への説明は理解ができるように行う．
   b インフォームド・アセントを得る必要がある．
   c 同意書は記名・捺印もしくは自署名が必要である．
   d 採血行為による侵襲の程度は倫理審査委員会で判断する．
   e 保護者が同意しなくても当人が同意すれば研究参加は可能である．

[15章]

1. 医薬品の有効性・安全性評価のうち，製造販売前の最終段階で実施するのはどれか．
   a　第I相試験
   b　第II相試験
   c　第III相試験
   d　第IV相試験
   e　非臨床試験

2. EBM を実践する際のステップを以下に示す．
   ア　事後評価
   イ　患者への適用
   ウ　文献情報の収集
   エ　文献の批判的吟味
   オ　患者の問題の定式化
   手順で正しいのはどれか．1つ選べ．
   a　ウ→イ→エ→オ→ア
   b　ウ→エ→オ→イ→ア
   c　ウ→オ→エ→イ→ア
   d　オ→ウ→イ→エ→ア
   e　オ→ウ→エ→イ→ア

3. K市において，50歳代女性 1,000 人を対象とした個人の習慣的なカルシウム摂取量のために，食事調査を行いたい．この調査法として，最も適切なのはどれか．1つ選びなさい．
   1. 食事記録法（秤量法）
   2. 24時間食事思い出し法
   3. 半定量式食物摂取頻度調査法
   4. 陰膳法

4. 24時間食事思い出し法に関する記述である．最も適当なのはどれか．一つ選びなさい．
   1. 対象者の記憶に依存しない．
   2. 栄養素等摂取量の結果は，食品成分表の精度に依存しない．
   3. 食事記録法（秤量法）に比べて，対象者の負担が大きい．
   4. 食物摂取頻度調査法に比べて，調査者の熟練を必要とする．
   5. 陰膳法に比べて，調査費用が高い．

5. 集団を対象とした食事調査実施時の誤差に関する記述である．正しいのはどれか．一つ選べ．
   1. 摂取量の平均値の精度は，調査人数の影響を受ける．
   2. 日間変動の程度は，高齢者が若年者より大きい．
   3. 季節変動は，偶然誤差に含まれる．
   4. 過小申告は，偶然誤差に含まれる．
   5. 過少申告の程度は，BMI が大きいものほど小さい．

6. 身体活動に関する記述である．最も適当なのはどれか．1つ選べ．
   1. 身体活動の増加は，大腸がんの発症リスクを低減する．
   2. 国民健康・栄養調査によると，20歳以上の1日の歩数の平均値は，男女とも平成22年以降8,000歩を超えている．
   3. 国民健康・栄養調査では，運動習慣のある者の定義を「1回60分以上の運動を週4回以上実施し，1年以上継続している者」としている．
   4. 「健康づくりのための身体活動基準2013」では，18歳未満に対して，世代共通の方向性に加えて，定量的な身体活動の基準が定められている．
   5. 身体活動の強度の指標として用いられるメッツ（METs）は，身体活動時のエネルギー消費量を基礎代謝量で除した値である．

7. （6章問2にも掲載）ある疾患のリスクについて遺伝要因と喫煙習慣の交互作用が認められるとき，観察される現象として正しいのはどれか．
   a 遺伝要因の有無により喫煙習慣に差異がある．
   b 遺伝要因の有無により喫煙習慣と疾患との関連が異なる．
   c 遺伝要因を調整すると喫煙習慣と疾患との関連が消失する．
   d 喫煙習慣で調整すると遺伝要因と疾患との関連が消失する．
   e 遺伝要因によらず禁煙による疾患予防効果が同じ程度みられる．

8. ある疾患を有する患者と健常人から得られたゲノムDNAを使用し，疾患原因の候補遺伝子の一塩基多型（SNP）と疾患との関連について検討したところ，下記の結果を得た．

遺伝子型	健常人	患者
AA	120人	104人
AT	78人	114人
TT	2人	20人

   この疾患の発症に関して，遺伝子型TTの，その他の遺伝子型に対するオッズ比に最も近い値はどれか．1つ選べ．
   1. 0.5
   2. 1.3
   3. 6.8
   4. 9.1
   5. 12

9. 感染症の成立過程において，予防接種が影響を与える要素はどれか．
   1. 病原体
   2. 感染源
   3. 感染経路
   4. 宿主の感受性

10. A小学校で発生した感染症の発症状況を図に示す.

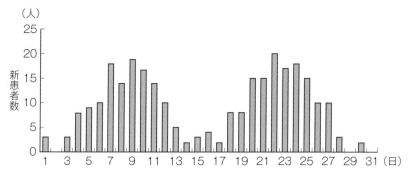

感染源への曝露について最も考えられるのはどれか.
1. 単一曝露があった.
2. 多量曝露があった.
3. 連続曝露があった.
4. 複数回の曝露があった.

11. 健康格差で正しいのはどれか. 2つ選べ.
   a　健康寿命と平均寿命の差である.
   b　近年の日本では減少傾向にある.
   c　自然災害は格差の拡大をもたらす.
   d　健康の社会的決定要因と関係している.
   e　国民皆保険制度は格差の拡大を助長する.

12. 市の健康課題の解決に適切なのはどれか.
   1. 市が現在実施している保健福祉事業の中で解決を考える.
   2. 健康課題の対象者を医療モデルで捉える.
   3. 地域のキーパーソンの意見を優先する.
   4. ソーシャルキャピタルを活用する.

13. 日本の令和元年 (2019年) における合計特殊出生率はどれか?
   a　0.96
   b　1.36
   c　1.96
   d　2.36

14. う蝕の疫学に横断研究が有効である理由がどれか. 2つ選べ.
   a　疾患の進行が遅い.
   b　視診で診断が可能である.
   c　治療後に罹患の痕跡が残る.
   d　再石灰化によって自然治癒する.
   e　初期の段階では自覚症状はない.

15. 小学校のクラス（50 名）における「一人当たりの DMF 歯の合計」の度数分布表を示す．「DMF 歯の合計」の基本統計量の関係で正しいのはどれか．1 つ選べ．

DMF 歯の合計（本）	0	1	2	3	4	5	6
人数（人）	23	17	5	3	0	1	1

 a 平均値＞最頻値＞中央値

 b 平均値＞中央値＞最頻値

 c 最頻値＞中央値＞平均値

 d 最頻値＞平均値＞中央値

 e 中央値＞平均値＞最頻値

 f 中央値＞最頻値＞平均値

16. 高齢者の睡眠で正しいのはどれか．2 つ選べ．

 1．単相性の睡眠になる．

 2．浅い眠りが少なくなる．

 3．総睡眠時間が延長する．

 4．中途覚醒の回数が増加する．

 5．入眠するまでに時間がかかる．

17. 健康日本 21（第三次）で生活習慣病のリスクを高める 1 日の飲酒量の定義はどれか．ただし，日本酒換算で，日本酒 1 合は純エタノール 20 g 相当とする．

 1．男性 1 合以上，女性 0.5 合以上

 2．男性 2 合以上，女性 1 合以上

 3．男性 2 合以上，女性 1.5 合以上

 4．男性 3 合以上，女性 1.5 合以上

 5．男性 3 合以上，女性 2 合以上

18. 平成 30 年（2018 年）国民健康・栄養調査における 20 歳以上の男女別の「現在習慣的に喫煙している者の割合」で正しいのはどれか．

 1．男性 39.0% 女性 28.1%

 2．男性 39.0% 女性 18.1%

 3．男性 29.0% 女性 18.1%

 4．男性 29.0% 女性 8.1%

 5．男性 19.0% 女性 8.1%

解　答

[1 章]

問 1 : 7.20

[3 章]

問 1 : a

問 2 : d

問 3 : 8.5

問 4 : 4

問 5 : 1.4

問 6 : 10.0

問 7 : 1.25

[4 章]

問 1 : 1, 4

問 2 : c

問 3 : 5

問 4 : 4

問 5 : 3

問 6 : c

問 7 : b

問 8 : 3

問 9 : a

問 10 : a

問 11 : d

問 12 : e

問 13 : d

[5 章]

問 1 : c

問 2 : e

[6 章]

問 1 : e

問 2 : b

[7 章]

問 1 : c

問 2 : c

[8 章]

問 1 : d

問 2 : c

[10 章]

問 1 : e

問 2 : d

[11 章]

問 1 : b

問 2 : e

[12 章]

問 1 : c

問 2 : d, e

[14 章]

問 1 : 4

問 2 : e

[15 章]

問 1 : c

問 2 : e

問 3 : 3

問 4 : 4

問 5 : 1

問 6 : 1

問 7 : b

問 8 : 4

問 9 : 4

問 10 : 4

問 11 : c, d

問 12 : 4

問 13 : b

問 14 : a, c

問 15 : e

問 16 : 4, 5

問 17 : 2

問 18 : 4

索　引

和　文

■あ
アクチグラフ検査　184
アクティブガイド　157
アテネ不眠尺度（AIS）　185
アルコール使用障害同定テスト
　　（AUDIT）　190

■い
医師・歯科医師・薬剤師統計　133
一元配置分散分析　115
一次情報　12, 93, 99
一時多量飲酒　189
一対比較法　97
一般化ウィルコクソン検定　122
一般化可能性　62
一般統計調査　129
医薬品の臨床試験の実施の基準に関
　　する省令　151
依頼文　96
医療施設調査　132
医療保険者　136
因果関係　15, 44, 57
因果の逆転　15, 44, 47, 50
陰性反応的（適）中度　89
インターネット調査　96
インフォームド・コンセント（IC）
　　57, 143

■う
ウィルコクソン順位和検定　112
ウェルビーイング　192
う蝕の指標　180
後向きコホート研究　53
疑いバイアス　76
運動疫学　157

■え
鋭敏度　88
栄養疫学　154

■疫
疫学　1
　　──サイクル　13
疫学研究デザイン　35
エネルギー消費量　159
エネルギー調整　154
エラー　113
円グラフ　119
嚥下スクリーニング検査　181
エンドポイント　150

■お
横断研究　43
オースティン・ヒル　58
オッズ　27
　　曝露──　49
オッズ比（OR）　27, 43, 46
　　曝露──　28, 45
　　疾病──　28, 45
帯グラフ　119
オプトアウト　144
オミックス情報　161
思い出しバイアス　76
折れ線グラフ　119

■か
外因　7
回帰分析　115
回帰補完法　117
階段状楔デザイン　62
外的妥当性　62
カイ二乗（χ^2）検定　112
介入　57, 144
介入群　57
介入研究　13, 57
陰膳法　155
過誤　113
過剰リスク（ER）　175
仮説　9, 111
　　──の設定　70
加速度計　160
過大評価　59

■き
偏り　85
学校保健統計調査　132
活動記録法　159
活動量計　160
カットオフ値　87
カプラン・マイヤー法　122
環境疫学　171
環境モデリング　172
環境モニタリング　171
環境要因　6
観察研究　13
患者調査　132
感染症疫学　165
完全データ分析　116
感度　88
がん登録　135
関連　16

■き
偽陰性　87
偽陰性率　88
幾何平均　107
基幹統計　93
　　──調査　129
記述　13
記述疫学　13, 36, 43
基準人口　30
基本再生産数　165
帰無仮説　111
客観的情報　93
ギャンブル問題重症度インデックス
　　191
教育歴　169
偽陽性　87
偽陽性率　88
寄与危険（AR）　24, 54
　　人口──　25
　　集団──　25
寄与危険割合（AF）　24
　　人口──　25
　　集団──　26

曲線下面積（AUC）　88

■く
偶然誤差　15, 75, 86, 154
区間推定　109
組み入れ基準　57
クラスター抽出法　11
クラスター内相関　61
クラスターランダム化比較試験　60

■け
傾向スコア（法）　68, 123
系統誤差　15, 75, 85, 154
系統抽出法　11
ケース・クロスオーバー研究　172
ゲームズテスト　191
欠損値　116
　──処理　117
研究計画書　145
　──に適合した対象集団　59
研究不正　146
健康アウトカム　10
健康格差　169
健康寿命　126
健康の決定要因　6
健康労働者バイアス　76
原子論的錯誤　42
限定　82
検定　109
　一般化ウィルコクソン──　122
　ウィルコクソン順位和──　112
　カイ二乗──　112
　フィッシャーの直接確率──
　　113
　マン・ホイットニーの U ──
　　112
　マンテル・ヘンツェル──　113
　ログランク──　122

■こ
効果指標修飾　83
効果修飾　83
口腔清掃状態　181
合計特殊出生率　177
交互作用　83
交互法　62
公的統計　129

交絡因子　59, 79
合流点　81
国際疾病分類（ICD）　133
国際標準化身体活動質問票　159
国勢調査　130
国民健康・栄養調査　133
国民生活基礎調査　132
誤差　15, 85
　偶然──　15, 75, 86, 154
　系統──　15, 75, 85, 154
個人情報保護法　142
コックス比例ハザードモデル　59
誤分類　77
コホート研究　52
　後向き──　53
　出生──　55
　症例──　55
　前向き──　52
コホート内症例対照研究　48, 55
コライダー　81

■さ
座位行動　158
差異誤分類　77
再生産率　178
最善値/最悪値補完法　116
最大の解析対象集団　59
差異的誤分類　50
最頻値　107
サウスオークス・ギャンブリングス
　クリーン　191
削除法　116
サリバン法　126
三重盲検法　58
散布図　118
サンプルサイズ計算　116

■し
死因別死亡割合　23
歯科疾患実態調査　133
自記式　94
　──調査　94
時系列研究　172
歯周病の指標　180
システマティックレビュー　71
自然史　166
自然実験　66

悉皆調査　10, 105
実効再生産数　165
疾病オッズ比　28, 45
疾病および関連保健問題の国際統計
　分類（ICD）　133
疾病負荷　36
質問紙法　158
質問者バイアス　76
指標変数法　116
四分位数　108
四分位範囲　108
嗜癖行動症群　189
死亡の指標　177
死亡率　22, 58
　年齢調整──　30
社会疫学　169
社会関係　170
社会経済状況　169
社会生活基本調査　132
社会的サポート　170
社会的ネットワーク　170
社会の健康　6
重回帰分析　120
自由回答法　97, 98
集合調査　95
集団寄与危険（PAR）　25
集団寄与危険割合（PAF）　26
住民基本台帳　132
10 問版インターネットゲーム障害
　テスト　191
主観的情報　93
宿主要因　6
受信者動作特性（ROC）曲線　88
手段的日常生活動作（IADL）　192
出生コホート研究　55
主要評価項目　59, 151
順位相関係数　115
順位法　97, 98
準実験デザイン　66
小児保健　177
情報セキュリティ　99
情報バイアス　75, 76
症例　46
症例コホート研究　55
症例対照研究　46
　コホート内──　55
除外基準　57

職業　169
職業ストレスモデル　187
食事記録法　155
食事調査方法　154
所得　169
ジョン・スノウ　1
真陰性　87
人口寄与危険（PAR）　25
人口寄与危険割合（PAF）　26
人口動態調査　131
侵襲　144
身体活動　157
身体発育曲線　179
身体発育値　179
身体不活動　158
診断群分類　137
診断群分類研究支援機構　137
人年法　54, 58
真の値　15
真のエンドポイント　150
真陽性　87
信頼性　14, 85
診療ガイドライン　152
診療報酬明細書　135

■す
推定　109
　　点――　109
睡眠障害国際分類　184
睡眠ポリグラフ検査　183
スクリーニング　85
　　――レベル　87
ストレスチェック　187
スピアマンの順位相関係数　115

■せ
正確性　85
生活活動　157
生活の質　192
正規分布　106, 107
制限複数選択法　98
正相関　114
生存分析　122
生存率　23
生態学的研究　40
生態学的錯誤　41
生物学的モニタリング　171

生命表　125
　　――関数　125
世界標準化身体活動質問票　159
前後比較デザイン　66
全数調査　10
選択基準　57
選択肢法　97
選択バイアス　48, 75

■そ
層化抽出法　11
相関係数　114
想起バイアス　76
操作変数（法）　67, 123
相対危険（RR）　24, 54
相対頻度　23
層別解析　82
層別ランダム化　61
ソーシャル・キャピタル　170
測定バイアス　76

■た
対策　13
対照　46
対数正規分布　107
代替エンドポイント　151
代表性　10
代表値　106
対立仮説　111
高木兼寛　4
他記式　94
　　――調査　96
多肢選択法　97, 98
多重共線性　120
多重補完法　117
多重ロジスティック回帰分析　121
多段抽出法　11
脱落　53
　　――によるバイアス　76
妥当性　14, 85
たばこ依存度スクリーニング
　（TDS）　190
多変量解析　82
単純無作為抽出法　11
断面研究　43
単盲検法　58

■ち・つ
地域介入試験　68
地域歯周疾患指数　180
地域相関研究　40
遅延介入法　62
治験　67, 146, 151
知能検査　179
致命率　22
中央値　107
中高強度身体活動時間　157
調査票　96
調和平均　107
地理情報システム（GIS）　123
追跡　53

■て
データの電子化　99
データベース　100
適合基準　57
電磁界の疫学　174
点推定　109
電話調査　96

■と
統計法　129
留め置き調査　95

■な
内因　7
内的妥当性　61

■に
2×3分割表以上のχ^2検定　115
ニコチン依存度指数　190
二次情報　12, 93, 99
二重標識水法　159
二重盲検法　58
24時間食事思い出し法　155

■ね・の
年齢調整死亡率　30
ノンパラメトリック　112

■は
バイアス　75, 85
　疑い――　76
　思い出し――　76

健康労働者—— 76
質問者—— 76
情報—— 75, 76
選択—— 48, 75
想起—— 76
測定—— 76
リードタイム—— 77
レングス（タイム）—— 77
配票調査　95
曝露　10, 57
　　——群　52
曝露オッズ　49
　　——比　28, 45
箱ひげ図　119
バックドア経路　81
発達障害の検査　179
パネル研究　172
ばらつきの指標　107

■ひ
比　19, 109
ピアソンの積率相関係数　114
非差異誤分類　78
非巡回有向グラフ　81
微小環境　171
ヒストグラム　105, 117
ビッグデータ　161
ピッツバーグ睡眠質問票　184
人を対象とする生命科学・医学系研
　究に関する倫理指針　141
病因　6
評価時点　58
標準化　29, 82
標準化死亡比（SMR）　30
標準偏差（SD）　107
評定法　97, 98
標本　10
標本調査　10, 105
非ランダム化比較試験　66
ヒルの因果性判定基準　16
非劣性試験　60
敏感度　88
ビンジ飲酒　189

■ふ
ファンネルプロット　72
フィッシャーの直接確率検定　113

フォレストプロット　72
副次的評価項目　151
複数選択法　97, 98
不正咬合　181
負相関　114
物質使用症群　189
ブラインド法　58
プラステン　157
プラセボ　58
フローレンス・ナイチンゲール　3
プロペンシティスコア　68
文献検索　101
分散　107
分散分析　115
分子疫学　161
分析　13
分布のばらつき　107

■へ
平均寿命　125
平均値　106
平均値/最頻値代入法　116
平均への回帰　68
ベイズの定理　90
ヘルシンキ宣言　141
ベルモント・レポート　141
変動係数　108

■ほ
ポアソン回帰　122
包含基準　57
棒グラフ　117
放射線疫学　174
補完法　116
保健医療情報　99
母集団　10, 105
歩数計　160

■ま
前向きコホート研究　52
マッチング　48, 82
マンテル・ヘンツェル検定　113
マン・ホイットニーの U 検定　112

■む
無作為　57
無作為化　82

無作為抽出　11
無作為割り付け　57
無制限複数選択法　98

■め・も
メタアナリシス　71
メッツ　157
面接調査　96
メンタルヘルス　186
盲検法　58

■や・ゆ・よ
野外研究　68
有意差　113
有意抽出　11
郵送調査　94
尤度比　90
有病期間　44
有病率　20
有病率比　43
陽性反応的（適）中度　89

■ら
ランダム　57
ランダム化比較試験　57
　クラスター——　60
ランダム抽出　11

■り
リアルワールドデータ　135
リードタイムバイアス　77
利益相反（COI）　147
罹患率　20, 44, 58
リサーチクエスチョン　150
離散型変数　105
率　19, 109
利用可能ケース分析　116
臨床疫学　150
臨床研究法　146
臨床試験　68
　　——登録　145
倫理審査　62
倫理審査委員会　145

■る
累積罹患率　20
累積罹患率（死亡率）曲線　58

■れ

レセプト　135
レングス（タイム）バイアス　77
連続型変数　105

■ろ

ログランク検定　122
ロナルド・フィッシャー　58

■わ

割合　19, 109
割付因子　61

欧　文

■A

accuracy　85
actigraphy　184
age-adjusted mortality (death)
　rate　30
Alcohol Use Disorders
　Identification Test (AUDIT)
　190
alternative hypothesis　111
area under the curve (AUC)　88
Athens Insomnia Scale (AIS)　185
attributable fraction (AF)　24
attributable risk (AR)　24

■B

basic resident registration　132
Bayes' theorem　90
before-after design　66
bias　75

■C

χ^2 検定　112
case　46
case-control study　46
case-crossover study　172
clinical epidemiology　150
clinical trial　68
cluster randomized controlled trial
　(cRCT)　60
coefficient of variation (CV)　108
cohort study　52
collider　81
community intervention trial　68
community periodontal index
　(CPI)　180
comprehensive survey of living
　conditions　132
conflict of interest (COI)　147
confounding factor　79
control　46
correlation coefficient　114
Cox proportional hazard model　59
cross-sectional study　43
crossover design　62
cutoff 値　87

■D

DAG (directed acyclic graph)　81
delayed intervention design　62
deletion method　116
dental aesthetic index (DAI)　181
descriptive epidemiology　36
diagnosis procedure combination
　(DPC)　137
differential misclassification　50, 77
DMF 歯率　180
DMFS 指数　180
DMFT 指数　180
double blind test　58
DPC 様式1　137
Drug Abuse Screening Test
　(DAST)　191

■E

ecological fallacy　41
ecological study　40
epidemiology　1
error　15
Evidence-Based Medicine (EBM)
　152

■F

Fagerstrom Test for Nicotine
　Dependence (FTND)　190
false negative (FN)　87
false negative rate (FNR)　88
false positive (FP)　87
false positive rate (FPR)　88
field study　68
FINER　150
Fisher's exact test　113
forest plot　72
full analysis set (FAS)　59
funnel plot　72

■G

GAMES test　191
general oral health assessment
　index (GOHAI)　181
generalized Wilcoxon test　122
Geographic Information System
　(GIS)　123
geometric mean　107

global physical activity questionnaire (GPAQ)　159
Good Clinical Practice (GCP)　151

■ H
harmonic mean　107
healthy life expectancy　126
healthy worker bias　76
healthy worker effect　76
histogram　105
hospital-based case-control study　47

■ I
ICD-11　133
imputation　116
incident case　47
indicator variable method　116
information bias　76
instrumental activity of daily living (IADL)　192
instrumental variable　67
instrumental variable (IV) analysis　123
intention-to-treat analysis (ITT 解析)　59
interaction　83
international physical activity questionnaire (IPAQ)　159
internet gaming disorder test-10 items (IGDT-10)　191
interviewer bias　76

■ J・K
Japan Registry of Clinical Trials (jRCT)　57
Kaplan-Meier method　122

■ L
lead time bias　77
length (time) bias　77
life expectancy　125
life table　125
likelihood ratio　90
logrank test　122

■ M
Mann-Whitney U test　112
Mantel-Haenszel 検定　113
matching　82
mean　106
measurement bias　76
median　107
metabolic equivalents (METs)　157
microenvironment　171
misclassification　77
missing data　116
mode　107
moderate-to-vigorous physical activity (MVPA)　157
molecular epidemiology　161
multiple linear regression　120
multiple logistic regression analysis　121
multivariate (multivariable) analysis　82

■ N
N-of-1 試験　62
National Clinical Database (NCD)　136
national database (NDB)　137
national health and nutrition survey　133
natural experiment　66
non-differential misclassification　78
non-parametric　112
normal distribution　106
null hypothesis　111

■ O
Odds　27
Odds ratio (OR)　27, 46
one arm study　66
oral hygiene index (OHI)　181

■ P
p 値　111
panel study　172
patient survey　132
Pearson's product-moment

correlation coefficient　114
per protocol analysis (PP 解析)　59
per protocol set (PPS)　59
Pittsburgh Sleep Quality Index (PSQI)　184
plaque control record (PCR)　181
Poisson regression　122
polysomnography (PSG)　183
population attributable fraction (PAF)　26
population attributable risk (PAR)　25
population census　130
population-based case-control study　47
predictive value, negative (PVN)　89
predictive value, positive (PVP)　89
prevalence　20
prevalent case　47
primary information　93
propensity score　68
propensity score method　123
proportion　19, 109
proportional mortality indicator (PMI)　23
proportional mortality rate　23

■ Q
quality of life (QOL)　192
quasi experimental design　66

■ R
random allocation　58
random error　75
randomization　82
randomized controlled trial (RCT)　57
rank correlation coefficient　115
rate　19, 109
ratio　19, 109
recall bias　76
receiver operating characteristic (ROC) 曲線　88
relative risk (RR)　24

reliability　14, 85
restriction　82
reverse causality　47

■ S
school health examination survey　132
screening　85
secondary information　93
selection bias　75
sensitivity (Se)　88
single blind test　58
SIR モデル　167
South Oaks Gambling Screen (SOGS)　191
Spearman's rank correlation coefficient　115
specificity (Sp)　88
standard deviation (SD)　107
standardization　82

standardized mortality ratio (SMR)　31
statistics of physicians, dentists and pharmacists　133
stepped wedge design　62
stratified analysis　82
subcontrary mean　107
subjective information　93
Sullivan method　126
survey of dental diseases　133
survey of medical institutions　132
survey on time use and leisure activities　132
survival analysis　122
suspicion bias　76
systematic error　75
systematic review　71

■ T・U
t 検定　111

The problem gambling severity index (PGSI)　191
time-series study　172
tobacco dependence screener (TDS)　190
triple blind test　58
true negative (TN)　87
true positive (TP)　87
UMIN 臨床試験登録システム (UMIN-CTR)　57

■ V・W
validity　15, 85
variance　107
visual analogue scale (VAS)　98
vital statistics　131
Wilcoxon rank sum test　112
withdrawal bias　76

はじめて学ぶやさしい疫学（改訂第4版）─日本疫学会標準テキスト

2002年10月10日	第1版第1刷発行	監修者	一般社団法人 日本疫学会
2010年10月15日	第2版第1刷発行	発行者	小立健太
2018年9月15日	第3版第1刷発行	発行所	株式会社 南江堂
2022年2月25日	第3版第4刷発行		〒113-8410　東京都文京区本郷三丁目42番6号
2024年3月31日	改訂第4版発行		☎(出版)03-3811-7236　(営業)03-3811-7239

ホームページ https://www.nankodo.co.jp/

印刷・製本 真興社
装丁 渡邊真介

An Introductory Textbook of Epidemiology, 4th Edition
© Japan Epidemiological Association, 2024